Nicolette Bohn
Florence Nightingale

Nicolette Bohn

FLORENCE NIGHTINGALE

Nur Taten verändern die Welt

Mit einem Vorwort von Annett Büttner

Patmos Verlag

Gewidmet meiner Großmutter
und meiner Großtante.
Meine größte Dankbarkeit gilt euch,
denn ihr wart es,
die mir die Liebe zu Kaiserswerth
mit auf meinen Weg gegeben haben.

MIX
Papier | Fördert gute Waldnutzung
FSC® C083411
FSC www.fsc.org

Klimaneutral
Druckprodukt
ClimatePartner.com/14549-2003-1001

Für die Verlagsgruppe Patmos ist Nachhaltigkeit ein wichtiger Maßstab ihres Handelns. Wir achten daher auf den Einsatz umweltschonender Ressourcen und Materialien.

3. Auflage 2022

Verlagsgruppe Patmos in der Schwabenverlag AG, Ostfildern
www.patmos.de

Umschlaggestaltung: Finken & Bumiller, Stuttgart
Umschlagabbildung: shutterstock / Prachaya Roekdeethaweesab
Satz: Schwabenverlag AG, Ostfildern
Druck: CPI books GmbH, Leck
Hergestellt in Deutschland
ISBN 978-3-8436-1225-8 (Hardcover)
ISBN 978-3-8436-1241-8 (eBook)

Inhalt

ANHANG

Vorwort

Fällt in der Öffentlichkeit der Name Florence Nightingale, so ist er oft mit Zuschreibungen wie »die berühmteste Krankenschwester der Welt«, »Pionierin der Krankenpflege« oder »the lady with the lamp« verbunden. Wer aber war die reale Frau hinter den Legenden? Dieser Frage geht das vorliegende Buch nach, das ihren Lebensweg in einem Stil, der an einen Entwicklungsroman erinnert, einer breiten Öffentlichkeit nahebringen soll.

Geboren in einer sehr wohlhabenden britischen Familie, die am Hof von Queen Victoria verkehrte, strebte sie entgegen den Konventionen der damaligen Zeit nach beruflicher Selbstständigkeit und schlug Heiratsanträge aus, die sie zur Untätigkeit verdammt hätten. Untypisch für ihre Gesellschaftskreise, interessierte sie sich bereits in ihrer frühen Jugend für Fragen der Krankenpflege und deren Organisation. Führt man sich vor Augen, dass das öffentliche Bild der Pflegerin zu dieser Zeit von »Mrs. Gamp«, einer literarischen Figur von Charles Dickens, geprägt war, die er als ungebildet, unsauber, stets alkoholisiert und von verkommener äußerer Erscheinung dargestellt hatte, so wird das geradezu Revolutionäre an der Beschäftigung einer Angehörigen des Großbürgertums mit diesem Berufsfeld deutlich. In der Öffentlichkeit ihrer Zeit wurde Nightingale insbesondere durch ihre bahnbrechende Tätigkeit in den Lazaretten des Krimkrieges (1854–1856) bekannt.

Bis heute am wirkmächtigsten ist jedoch ihre Reform der Krankenpflege. Wesentliche Impulse dafür empfing sie vom weltweit ersten Diakonissen-Mutterhaus in Kaiserswerth bei Düsseldorf, das sie zweimal besuchte. Bald emanzipierte sie sich jedoch von diesem kirchlichen Vorbild und etablierte die Pflege an der Krankenpflegeschule, die sie 1860 gegründet hatte, als einen weltlichen Beruf.

Krankenpflege ist eine Kunst, und wenn sie zu einer Kunst gemacht werden soll, bedarf sie exklusiver Hingabe und genauso harter Vorbereitung wie die Arbeit jedes Malers oder Bildhauers.

Mit dieser Ansicht brachte Florence Nightingale ein neues Verständnis des Pflegeberufes zum Ausdruck, der nun nicht mehr nur aus Berufung, sondern erst nach einer gründlichen Ausbildung ausgeübt werden sollte.

Unter ihrer Leitung hat er sich in der zweiten Hälfte des 19. Jahrhunderts in England von einer verachteten Beschäftigung ungebildeter Vertreter der untersten Bevölkerungsschichten zu einem gesellschaftlich anerkannten qualifizierten Beruf auch für bürgerliche Frauen entwickelt. Das von ihr etablierte »Nightingale-System« beinhaltete eine fundierte theoretische und praktische Ausbildung junger Schwestern durch erfahrene Oberinnen an weltlichen Schulen und in der Krankenhauspraxis. Damit löste sie die Pflege aus der Bevormundung durch Ärzte und Kirchen und schuf ein völlig neues Berufsverständnis. Pflegepädagogik und Pflegewissenschaft konnten sich so – nicht zuletzt durch die von ihr verfassten Bücher »Notes on Hospitals« und »Notes on Nursing« – eigenständig entwickeln. Die Aufnahme der Absolventinnen in den »Nightingale Fund« beförderte eine zentrale Registrierung der in der Krankenpflege tätigen Personen und damit die Selbstverwaltung der Pflege.

Nach ihrem System wurde bald in vielen Krankenhäusern des anglo-amerikanischen Raumes ausgebildet. Dies führte zu einer frühen Professionalisierung, die unter anderem in der Einrichtung des ersten Universitätslehrstuhls für Krankenpflege im Jahr 1907 an der Columbia University in New York zum Ausdruck kam. Durch die Vorherrschaft konfessioneller Schwesternschaften, die die Krankenpflege stets ausschließlich als christliche Berufung und nicht als einen weltlichen Beruf ansahen, setzte die Akademisierung in Deutschland ca. 100 Jahre später ein. Von einigen frühen Ausnahmen abgesehen, entstanden erst zu Beginn des 21. Jahrhunderts Bachelor-Studiengänge an Fachhochschulen. Es wird noch dauern, diesen Rückstand aufzuholen.

Die Würdigung der Verdienste Florence Nightingales um die Professionalisierung der Krankenpflege sollte jedoch nicht den Blick auf weitere Betätigungsfelder verstellen. So erwarb sie sich bleibende Verdienste um die Modernisierung des britischen Militärsanitätswesens, das erst durch ihre Vorschläge auf einen Stand gebracht wurde, der einer zivilisierten Gesellschaft würdig war. Darüber hinaus war sie wegweisend für den Einzug statistischer Erhebungen in das Gesundheitswesen. So wandte sie das 1801 von dem schottischen Ingenieur William Playfair entwickelte Kreis- oder Tortendiagramm erstmals auf medizinische Belange an. Ein weiterer Schwerpunkt ihrer publizistischen Tätigkeit waren die Zustände in der indischen Kolonie, sowohl innerhalb der britischen Armee als auch in der Zivilbevölkerung.

Dass sie dennoch ein »Kind ihrer Zeit« war, soll nicht verschwiegen werden. So äußerte sie in ihrem Krankenpflegelehrbuch die zeittypische Ansicht: »Jede Frau ist eine Krankenschwester.« Das demonstriert ihr generelles Einverständnis mit den Geschlechterrollen des 19. Jahrhunderts, und auch ihr hierarchisches Dienstverständnis erinnert zuweilen an militärische Strukturen.

Die englischsprachige Literatur über Florence Nightingale füllt ganze Bibliotheken, die deutschen Veröffentlichungen haben dagegen nur einen bescheidenen Umfang. Umso verdienstvoller ist diese Publikation anlässlich ihres 200. Geburtstages, die sicher einen Beitrag dazu leisten wird, nicht nur ihrer Persönlichkeit, sondern der Pflege generell auch in Deutschland die Anerkennung zu verschaffen, die ihrer gesellschaftlichen Bedeutung entspricht.

Der Geburtstag Florence Nightingales am 12. Mai, der international als »Tag der Krankenpflege« begangen wird, bietet eine gute Gelegenheit, dies öffentlichkeitswirksam einzufordern.

Annett Büttner

Einleitung

Es macht viel aus, wenn man die Großen zu Freunden hat.

Als Florence Nightingale am 13. August 1910 im Alter von stolzen 90 Jahren verstirbt, schreibt die »New York Times« in einem Nachruf: »Kaum ein Leben verlief nutzbringender als das ihre.« Am 12. Mai 2020 jährt sich ihr Geburtstag zum 200. Mal. »Die Dame mit der Lampe« / »Der Engel der Krim« / »Heldin des Dienstes« / »Wegbereiterin des Roten Kreuzes« / »Verfechterin für mehr Menschlichkeit« – die Liste der Beinamen, die die Pionierin der modernen Krankenpflege im Lauf der Jahrhunderte erhalten hat, ist lang. Zahlreiche Legenden und Mythen ranken sich um die Frau aus England, die es sich bereits in jungen Jahren zur Aufgabe gemacht hatte, Armen und Kranken zu helfen, und der es gelang, der modernen Krankenpflege in der westlichen Welt den Grund zu legen.

Das »Florence Nightingale Krankenhaus« in der Kaiserswerther Diakonie in Düsseldorf erinnert bis in die Gegenwart an das Wirken seiner berühmten Namensgeberin. Im Burggarten von Kaiserswerth, nahe der Ruine der alten Kaiserpfalz, stehen die bronzenen Denkmäler von Florence Nightingale und Theodor Fliedner. Die Wege dieser im christlichen Glauben und Humanismus tief verwurzelten Menschen sollten sich im Verlauf ihres Lebens kreuzen und zu weitreichenden Verbesserungen des Krankenhauswesens und zu Sozialreformen führen.

Florence Nightingale ist es gegen alle Widerstände gelungen, die Krankenpflege zu reformieren und zu einem in der Gesellschaft anerkannten Beruf zu entwickeln, von dem sich vor allem alleinstehende, unverheiratete Frauen angesprochen fühlten.

Doch welche Einflüsse und Bedingungen führten dazu, dass es Florence Nightingale gelang, als junge Frau in der Regency-Epoche und später im viktorianischen England des 19. Jahrhunderts ihren Weg mit dieser Zielstrebigkeit zu verfolgen? Wer war Englands »lady with the lamp« fernab von Mythen und verklärender Legendenbildung? Wie ist sie aufgewachsen? Wie hat sie gelebt und gearbeitet? Und in welcher Form prägten ihr starker christlicher Glaube, die Familie sowie einflussreiche Freunde und Bekannte ihr Werk und ihren Lebensweg?

Florence Nightingale auf das warmherzige, helfende und von christlicher Nächstenliebe geprägte Frauenbild des 19. Jahrhunderts zu begrenzen, hieße, diejenigen Persönlichkeitsmerkmale auszuklammern, die ihren Weg in die Krankenpflege überhaupt erst möglich machten – Eigenschaften, die für eine Frau im viktorianischen England ungewöhnlich und unerwünscht zugleich waren, da sie ausschließlich Männern zugesprochen wurden: Durchsetzungsvermögen, ein außergewöhnlicher und kritischer Intellekt und eine umfangreiche Bildung, gepaart mit Härte, Dominanz und Willensstärke. Florence hätte ohne diese Eigenschaften den jahrelangen Kampf um ihr Berufsziel, dem sich Familie und Gesellschaft in den Weg stellten, nicht gewinnen können. Die Zeitspanne zwischen dem ersten »Ruf Gottes«, den Florence im Alter von 17 Jahren vernommen zu haben glaubte, und ihrer endgültigen Gewissheit, Kranke pflegen zu wollen, erstreckte sich bis zu ihrem 33. Lebensjahr. 16 Jahre lang war sie familiären und inneren Konflikten ausgesetzt, die dazu führten, dass sie sich im Alter von 31 Jahren ihren eigenen Tod herbeiwünschte.

Beharrlich und mit schier grenzenloser Kraft hielt sie fest an der Vorstellung, von Gott berufen worden zu sein, und nutzte jede auch noch so kleine Möglichkeit, ihrem Ziel näherzukommen. Heimlich begann sie Studien über englische Krankenhäuser zu betreiben und Statistiken zu entwickeln, wobei ihr vor allem ihre mathematischen Fähigkeiten zugutekamen. Unterstützt von gesellschaftlich und politisch einflussreichen Persönlichkeiten, konnte sie im Alter von 32 Jahren schließlich nach Deutschland in die Kaiserswerther Diakonissenanstalt reisen, um die Pflege von

Kranken und Bedürftigen unter christlichen Gesichtspunkten zu erleben und zu erlernen.

Der Aufenthalt in Kaiserswerth wurde nicht nur wegbestimmend für Florence Nightingales Werk, sondern auch zu einem entscheidenden Wendepunkt für ihr weiteres Leben. Sie konnte sich dort ihrer Bestimmung endgültig bewusst werden und begann, sich nach ihrer Rückkehr in die Familie gegen die Untätigkeit, die ihr nach wie vor aufgezwungen wurde, zur Wehr zu setzen. Ihr Vater sprach ihr schließlich – zum Leidwesen der Mutter – eine Leibrente von jährlich 500 Pfund zu, um ihre Selbstständigkeit und ihren beruflichen Weg zu unterstützen.

Als 1854 der Krimkrieg ausbrach, nutzte Kriegsminister Sidney Herbert seine jahrelange Freundschaft zur Familie Nightingale dazu, Florence um Hilfe zu bitten. Sie sollte mit zahlreichen Helferinnen in ein Militärkrankenhaus nach Skutari (Osmanisches Reich) gesandt werden. Sidney Herbert räumte ihr die alleinige Befehlsgewalt ein. Dadurch war es Florence möglich, für diesen Einsatz von vornherein nur Pflegerinnen auszuwählen, die strengen moralischen und christlichen Maßstäben entsprachen.

Nach dem Krimkrieg wandelte sich das gesellschaftliche Ansehen der Pflegerinnen. Hatten sie bisher gemeinhin als »betrunkene, lüsterne Weiber« aus untersten Gesellschaftsschichten gegolten, so sah man in ihnen nun achtbare und von christlicher Nächstenliebe geprägte Frauen. Auch ist es Florence Nightingale und ihren Pflegerinnen zu verdanken, dass das Bild der einfachen britischen Soldaten, die als »rohe Monster«, »Tiere« und »Abschaum der Gesellschaft« galten, einem grundlegenden Wandel unterzogen wurde.

Bis in unsere Gegenwart hinein ist der Einsatz Florence Nightingales während des Krimkrieges beispielhaft geblieben. Obwohl sie und die Pflegerinnen, die sie zu diesem Einsatz begleiteten, im Lazarett in Skutari nicht erwünscht waren und dort katastrophale hygienische Zustände herrschten, setzte sich Florence gegen alle Widerstände durch. Sie und ihre Pflegerinnen trotzten der Ablehnung von Armeeführung und Ärzten, die Frauen in einem Militärhospital zunächst nicht akzeptieren wollten. Florence leitete die Pflegerinnen an und unterwies sie in den Grundbegriffen von Hygiene und Pflege. In erster Linie war sie – wie man aus heutiger Sicht sagen würde – in der Pflegedienstleitung tätig. Ihr unermüdlicher Einsatz rettete unzähligen Soldaten das Leben. Die im Krimkrieg verwundeten und im Sterben liegenden Soldaten erblickten in ihr das Urbild der christlich-liebenden Mutter. Sie pflegten ihren Schatten zu küssen, wenn sie an ihren Betten vorüberging.

1856 neigte sich der Krimkrieg seinem Ende zu. Florence Nightingale war als »lady with the lamp«, »Retterin der Soldaten« und »Engel der Barmherzigkeit« zur Legende geworden. Auf zeitgenössischen Zeichnungen ist zu sehen, wie sie mit einer Lampe in der Hand des Nachts durch die dunklen, langen Gänge des Militärkrankenhauses in Skutari wandelt.

*

Leben und Werk von Florence Nightingale sind vor allem von drei gesellschaftlichen Bereichen geprägt: von der industriellen Revolution in England, von den Zuständen in den Spitälern und von der Stellung der Frau in der viktorianischen Gesellschaft.

Die industrielle Revolution, die sich in England zwischen 1750 und 1850 vollzog, löste mit ihrem technischen Fortschritt und dem schnellen Wechsel der Produktionstechniken einen tiefgreifenden Wandel von der Agrar- zur Industriegesellschaft aus. Während das verelendete Proletariat als neue Klasse entstand, wurde das Bürgertum zunehmend reich und gewann politisch an Einfluss. In dieser Zeit der sozialen Gegensätze, der »hungrigen 40er-Jahre«, die der junge Friedrich Engels während eines Aufenthalts in England als »sozialen Krieg« bezeichnete, schrieb Florence Nightingale:

Mein Geist ist ganz ausgefüllt von dem Gedanken an die Leiden der Menschheit ... alles, was die Dichter von der Herrlichkeit der Welt singen, kommt mir erlogen vor. Alle Menschen, die ich sehe, werden aufgezehrt von Sorge, Armut und Krankheit.

Sie kam mit den Auswirkungen, die die industrielle Revolution auf die Bevölkerung hatte, zum ersten Mal im Dorf Holloway in Berührung, das sich in unmittelbarer Nähe des Nightingale'schen Wohnsitzes Lea Hurst in der Grafschaft Derbyshire befand. In bitterer Armut lebten dort Weber, deren handgefertigte Produkte von den Erzeugnissen des mechanischen Webstuhles verdrängt worden waren. Holloway und das Elend, dem sie dort begegnete, sollten das humanistische Denken und das Werk von Florence Nightingale entscheidend prägen.

Als 1834 ein neues Armengesetz beschlossen wurde, weil das elisabethanische Armengesetz den Entwicklungen des 19. Jahrhunderts nicht mehr standhielt, wurden aus Gründen der Kostenersparnis Unterstützungen in Form von Geld und Lebensmitteln abgeschafft; stattdessen wurde die Einweisung ins Arbeitshaus vorgeschrieben. Zu dieser Zeit war Florence 14 Jahre alt. Während ihre Mutter in diesem Ungleichgewicht der Güterverteilung eine von Gott gegebene und festgelegte Weltordnung sah, in die der Mensch nicht eigenmächtig eingreifen dürfe, suchte Florence die Hungernden und Sterbenden persönlich in ihren ärmlichen Hütten auf. Sie schrieb an Mary Clarke:

Wenn man bedenkt, dass es Hunderte und Tausende von Leuten gibt, die leiden ... wenn man sieht, wie es in jeder Hütte eine Sorge gibt, die kein Verständnis beheben kann, und jedermann schlüpft trotzdem allmorgendlich in seine Strümpfe und Schuhe, und die schweifende Erde durchläuft unverändert die Bahn zwischen den kalten, fühllosen Sternen, in ewigem Schweigen, als wenn nichts wäre – der Tod scheint mir weniger traurig als ein Leben unter diesen Umständen.

Zeitlebens war Florence Nightingale nicht zum »meditierenden Mystizismus« geschaffen; der Glaube war für sie kein Selbstzweck, sondern Anlass humanitären Handelns. Glaube durfte in ihren Augen nicht dazu führen, dass man vor dem Elend die Augen verschloss:

Ich möchte lieber leben als schreiben.
Ich bin nicht dafür, dass man mit Worten seine Gefühle verschwendet, sie sollten sich zu Taten verdichten, zu Taten, bei denen etwas herauskommt.

Doch genau an dieser Stelle setzte der Konflikt ein, in dem sich Florence Nightingale im Regency befand. Als Angehörige einer gehobenen Gesellschaftsschicht, zumal als Frau, war sie zum Müßiggang, zur Untätigkeit, regelrecht verurteilt. Die Rolle einer Dame der Gesellschaft sah zwar vor, dass sie schöne Kleider anziehen, auf Bällen tanzen und ein angenehmes Leben führen durfte, doch hatten Frauen keinerlei Rechte. Überall in Europa, außer in Russland und in der Schweiz, wurde ihnen das Recht auf universitäre Bildung abgesprochen. Der Sinn im Leben einer Frau bestand darin, Ehefrau und Mutter, der »Engel des Hauses«, zu werden.

Die Stabilität der Gesellschaft beruhte vor allem auf der Annahme, dass Mann und Frau ihre Rollen erfüllten. Eine Frau, die dies nicht konnte oder sich weigerte, brachte in der damals herrschenden Vorstellung das soziale Gefüge ins Wanken. Schon früh wurde Florence deshalb von ihrer Mutter als »schwieriges« Kind wahrgenommen, das sich den herrschenden Regeln offenbar nicht anpassen wollte. Florence Nightingales Wunsch, die Pflege von Kranken zu erlernen und sich um Arme zu kümmern, wurde von ihrer Familie zunächst als »pubertäre Flause«, die sich im Lauf der Zeit auswachsen würde, betrachtet. Es erschien den Nightingales unvorstellbar, dass ihre Tochter, die doch aus gehobenen Kreisen stammte, freiwillig in ein Spital gehen wollte.

»Vergiss nie, dass du eine Nightingale bist«, lautete die ständige Ermahnung.

Tatsächlich herrschten in englischen Spitälern Anfang des 19. Jahrhunderts schier unvorstellbar unhygienische Zustände, die Florence Nightingale wie folgt beschrieb:

> *Die Böden waren aus gewöhnlichem Holz. Weil sie fast nie gereinigt wurden und die notwendigen sanitären Einrichtungen für die Patienten fehlten, waren sie mit einer Schicht von Unrat bedeckt, und wenn sie tatsächlich einmal geschrubbt wurden, strömten sie einen Geruch aus, der keineswegs von Wasser und Seife kam. Wände und Decken waren nur roh verputzt und von Schmutz durchtränkt. Geheizt wurde durch ein einziges Feuer am Ende jedes Saales, und um der Wärme willen wurden die Fenster im Winter geschlossen gehalten. In manchen Spitälern waren die Fenster zur Hälfte mit Brettern vernagelt. Nach einer Weile war der Geruch zum Erbrechen, die Feuchtigkeit floss an den Wänden herunter, und es bildete sich winziges, pflanzliches Leben darauf. Nichts wurde dagegen unternommen; die Wände wurden immer nur abgeschabt und gekalkt. Sogar die Arbeiter, die dazu gezwungen wurden, erkrankten häufig schwer.*

Wen erstaunt es also, dass Florence Nightingales' Familie über den Wunsch der Tochter, die Bedingungen in den Spitälern zu verbessern, mehr als erschrocken war und sich eine solche Tätigkeit nicht einmal in den schlimmsten Träumen vorstellen konnte? Vor allem die Rolle der Pflegerinnen in englischen Spitälern galt als abgründig und verrucht. Das abschreckendste Beispiel aus der Literaturgeschichte stammt von Charles Dickens, der in seinem sozialkritischen Roman »Martin Chuzzlewit« (erschienen 1843/44) das charakteristische Bild der Wärterin in der Gestalt von Sarah Gamp beschreibt: ein »verkommenes Weib«, das »der Trunksucht und der Unsittlichkeit« verfallen war. Pflegerinnen wurden auch als »Lohnwartepersonal« bezeichnet, da sie diesen

Dienst allein des Geldes wegen ausübten. Sie besaßen keinerlei Ausbildung oder Wissen, das ihnen die sachgemäße Pflege der Kranken ermöglicht hätte. In der Regel kamen Arme und Schwerkranke in ein Spital zum Sterben und nicht, um gesundgepflegt zu werden. Die Quäkerin Elizabeth Fry, die mit der Familie Nightingale eng befreundet war, versuchte das Ansehen der Pflegerinnen zu verbessern. Sie gründete das »Institute of Nursing«, um wohlhabende und gläubige Frauen in praktischer häuslicher Krankenpflege zu unterrichten.

Florence Nightingales Ansicht nach durfte eine Krankenpflegerin

> *keine Klatschbase, keine leere Schwätzerin sein; sie sollte bezüglich ihrer Kranken gottesfürchtig und hingebungsvoll sein … ein Geschöpf mit Achtung vor ihrem Beruf, ein Weib von zartem und züchtigem Gefühl, pünktlich und dem Kranken zugewandt.*

Elizabeth Blackwell, die in den Vereinigten Staaten einen Hochschulabschluss in Medizin erworben hatte, bildete an der »London School of Medicine for Women« nach den Richtlinien von Florence Nightingale Krankenschwestern und Ärztinnen aus. Sie schrieb, sie habe noch nie eine Frau so viel leisten sehen wie Florence Nightingale. Elizabeth Blackwell starb 1910 in Schottland. Im selben Jahr, am 13. August, verstarb auch Florence Nightingale.

*

In dieser Biografie, die sich in vier Teile gliedert, werden vor allem die Einflüsse, die das Leben und Werk von Florence Nightingale prägten, umfassend dargestellt: ihre Geburt am 12. Mai 1820 in Florenz; ihre Kindheit und Jugend im Regency; ihre jahrelange, verzweifelte Suche nach dem Weg, den Gott für sie vorgesehen hat; die Jahre während des Krimkrieges und danach; die Ehrungen, die ihr im späteren Leben oder posthum zuteil wurden.

Zeitlebens hat Florence akribisch Tagebücher, Notizen und Briefe verfasst, die bis in die Gegenwart Zeugnis geben von ihren Gedanken, Gefühlen und Erlebnissen. Auf dieser Grundlage kann ein umfassendes Bild von Leben und Werk der legendären »lady with the lamp« entstehen.

FRÜHE EINFLÜSSE

Florence' Eltern

Die Grundlage für Florence Nightingales Werk war bereits vor ihrer Geburt geschaffen, denn sowohl ihr Vater als auch ihre Mutter stammten aus wohlhabenden Elternhäusern und genossen in der Gesellschaft hohes Ansehen. Florence hätte ansonsten kaum die Möglichkeit gehabt, in Kontakt mit einflussreichen Persönlichkeiten bis hin zu Staatsoberhäuptern zu gelangen.

Florence' Vater, William Edward Shore, wurde am 15. Februar 1794 in Lea, Derbyshire, geboren. Er gelangte schon in jungen Jahren zu Reichtum, als er von seinem Onkel Peter Nightingale 1815 eine Kupfermine erbte, deren Wert sich im Lauf der Jahre stetig erhöhte. Aufgrund einer testamentarischen Bestimmung veränderte er seinen Nachnamen von Shore in Nightingale. Der Name William Edward Nightingale erschien den meisten Menschen zu lang, und so bürgerte sich die Verwendung des Kurznamens W.E.N ein. Das Erbe seines Onkels Peter ermöglichte W.E.N ein Leben, das er nach eigenen Regeln und Vorstellungen gestalten konnte. Seine soziale Stellung in der Gesellschaft der damaligen Zeit entsprach der eines Gelehrten und Privatiers. Er verbrachte die meiste Zeit damit, sein Wissen zu mehren, indem er Bildungsreisen unternahm und viel Zeit in Bibliotheken verbrachte.

Auch die humanistische Grundeinstellung, die Florence zeit ihres Lebens auszeichnen sollte, hatte ihren Ursprung in ihrem Elternhaus: W.E.N war ein Anhänger der Whigs, einer Partei, die sich durch politische und wirtschaftliche Liberalität auszeichnete und zu deren Zielen u. a. die Abschaffung der Sklaverei gehörte. In Cambridge lernte er die spätere Mutter von Florence, die um sechs Jahre ältere Frances Smith, »Fanny« genannt, kennen. Die

Familien von Florence' Eltern standen sich politisch sehr nah. Schon Florence' Urgroßvater mütterlicherseits, Samuel Smith, hatte im gebildeten Bürgertum Berühmtheit erlangt, weil er sich politisch für die Rechte der Armen und Unterdrückten einsetzte. Florence' Großvater mütterlicherseits hieß William Smith. Dieser war nicht nur ein Mitglied des Unterhauses, sondern setzte sich – ebenso wie W.E.N – für die Abschaffung der Sklaverei ein.

Fanny, wie Florence' Mutter von den meisten Menschen genannt wurde, hatte sich 1816 mit Seiner Durchlaucht James Sinclair verlobt. Florence' Großvater gab seiner Tochter zu bedenken, dass Sinclair– außer einem Offiziersgehalt von knapp 400 Pfund jährlich – kein Einkommen habe und dass W.E.N in dieser Hinsicht die bessere Partie sei. Der gehobene Lebensstil, den Fanny sich wünschte, würde sich mit einer Summe von 400 Pfund im Jahr nicht verwirklichen lassen. Obwohl Fanny James Sinclair sehr liebte, wie aus Briefen, die sie in dieser Zeit an ihren Vater schrieb, hervorgeht, löste sie diese Verlobung wieder, um W.E.N zu heiraten. Zwar hielt Fannys Familie W.E.N, der sich – ihrer Meinung nach – durch Leichtlebigkeit auszeichnete, auch nicht für den idealen Ehemann. Trotzdem stimmte sie der Heirat schließlich zu. Vermutlich, weil es für die 32-jährige Fanny ansonsten zunehmend schwer geworden wäre, einen Heiratskandidaten zu finden, der ihr den gewünschten Lebensstandard bieten konnte.

Der Nightingale-Biograf Wolfgang Genschorek betont, dass Fanny und W.E.N sehr verschieden waren. Während Florence' Vater sehr viel Wert auf Bildung und kulturelle Dinge legte, interessierte sich ihre Mutter vor allem für ein Leben, das ihrem gesellschaftlichen Stand entsprach. Fanny hatte W.E.N schon als Jungen gekannt, denn er war mit ihrem jüngeren Bruder Octavius zur Schule gegangen. Als Heranwachsender war er sehr lang und dünn gewesen. Seine Bewegungen hatten ihn ungelenk und schlaksig wirken lassen. Doch während seiner Zeit in Cambridge hatte sich sein Äußeres positiv verändert. Insgeheim hoffte Fan-

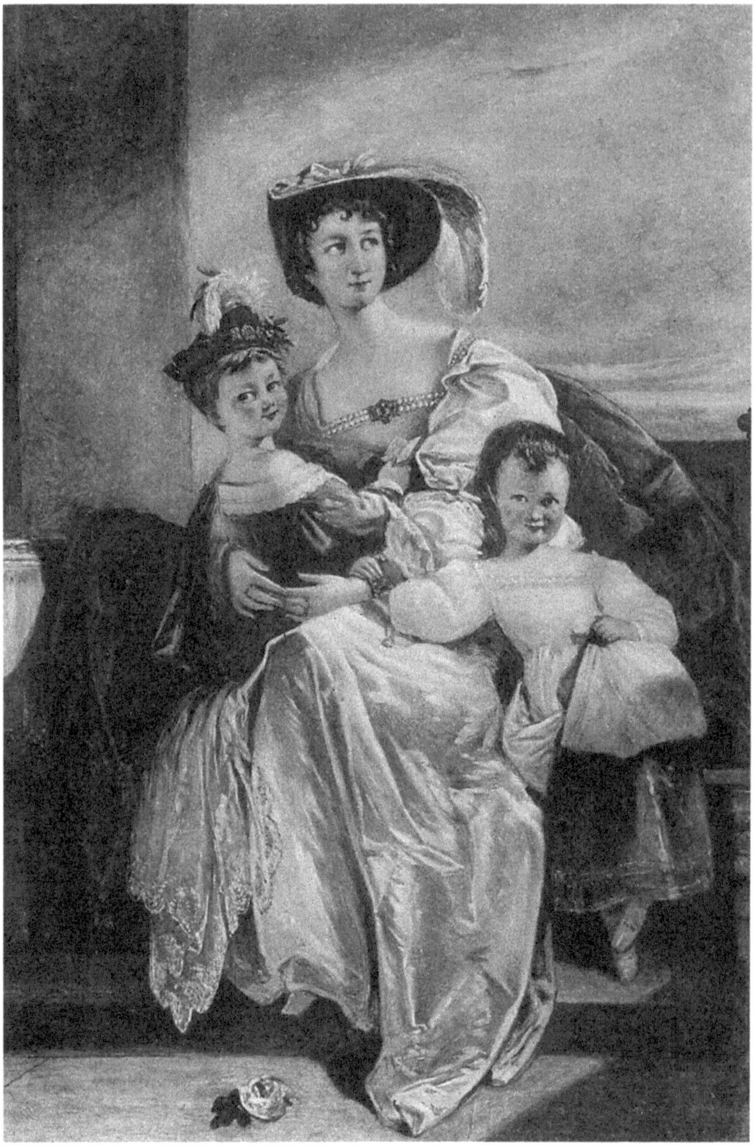

Abb. 1: Die zweijährige Florence und ihre dreijährige Schwester Parthenope auf dem Schoß ihrer Mutter (1822). Gemälde von Alfred Edward Chalon (1780–1860).

ny, W.E.N im Lauf der Jahre an das Bild, das sie sich von einem Ehemann machte, anpassen zu können. Am liebsten wäre es ihr gewesen, er hätte in der Öffentlichkeit gestanden und im politischen Leben Englands eine wichtige Rolle gespielt.

Florence' Eltern heirateten am 1. Juni 1818 und brachen anschließend mit der Kutsche zu einer Europareise auf. Vor der Reise hatte W.E.N den Bau des Anwesens Lea Hurst in Auftrag gegeben, in dem er nach der Rückkehr mit Fanny leben wollte. Das Reisen, vor allem das Reisen zum Bildungs- und Wissenserwerb, gehörte im Europa der frühen Neuzeit zu einer der Hauptbeschäftigungen wohlhabenderer Schichten. Rundreisen durch Italien, Frankreich, die Niederlande, England und eine Reihe weiterer Länder, die die adlige männliche Jugend unternahm, wurden als »klassische Kavalierstouren« bezeichnet.

Zu den Zielen der Nightingales zählten u. a. Florenz, Rom, Venedig, Nizza und Paris. Und ebenso wie die Italienreise, die Johann Wolfgang von Goethe im September 1786 antrat, sollte auch die Hochzeitsreise der Nightingales über zwei Jahre dauern.

Florence und ihre Schwester Parthenope kamen während der Europareise zur Welt. Fanny wollte beide Kinder nach ihren Geburtsorten benennen lassen. Im Altertum hieß eine Stadt im Gebiet des heutigen Neapel »Parthenope«. Und so wurde Florence' ältere Schwester 1819 auf diesen Namen getauft. Ein Jahr später, am 12. Mai 1820, wurde in Florenz Florence geboren.

Die Nightingales und die Smiths waren große Familien, sodass Florence und Parthenope, deren Namen als »Flo« und »Pop« abgekürzt wurden, unzählige Cousins und Cousinen, Vettern, Onkel und Tanten hatten: die Smiths, die Shores, die Nicholsons, die Bonham Carters. Florence und Parthenope hatten 27 richtige Vettern und Basen und fast zwei Dutzend Onkel und Tanten. Sie alle verband die Eigenschaft, sehr kinderlieb zu sein.

Am 4. Juli 1820 wurde Florence in der Villa Colombaia bei Florenz getauft. Als sie in England ins Taufregister eingetragen wurde, stellte man fest, dass es ihren Namen Anfang des 19. Jahrhunderts noch nicht gab. Im Englischen hat der Name Florence eine doppelte Bedeutung. Einerseits bezeichnet er die italienische Stadt, andererseits bedeutet er »die Blühende«. Bereits mit der Namensgebung erhielt Florence also ein Stück der Einzigartigkeit, die sie zeit ihres Lebens auszeichnen sollte.

Im Herbst 1821 kehrten die Nightingales – mittlerweile zu viert – nach Großbritannien zurück.

Die Wohnsitze der Familie Nightingale

Florence' Mutter hatte es sich zur Aufgabe gemacht, das Ansehen der Familie Nightingale nicht nur zu bewahren, sondern in jeder Hinsicht zu steigern. Ihr oberstes Ziel war der gesellschaftliche Aufstieg. Auch Florence und ihre Schwester Parthenope sollten einmal an der Londoner Salonwelt teilhaben und sich in diesen Kreisen standesgemäß bewegen können. In Florence' Aufzeichnungen heißt es:

> *Der Gipfel des Glücks wäre für Mama, wenn sie ein größeres Haus hätte und jeden Tag Gäste bewirten könnte, Landadlige mit ihren Frauen, Barone und Baronessen, höhere Adlige, Grafen und Gräfinnen. »Warum nicht auch Herzöge?«, rief Mama einmal hoffnungsvoll aus.*

Lea Hurst, der Wohnsitz, der während der Europareise in gotischem Stil umgebaut worden war, stand den Zielen von Florence' Mutter in mehrfacher Hinsicht im Weg. Sie kritisierte zum Beispiel, dass es in dem Landhaus nur 15 Zimmer gab. Ihrer Ansicht nach sollten sich die Dienstboten kein Zimmer teilen müssen. Sie hielt das Haus für zu klein, um rauschende Bälle und ausschweifende Empfänge feiern zu können, wie sie in der besseren Gesellschaft üblich waren. Wer Kontakt zu den reichen und angesehenen Kreisen Englands pflegen wollte, musste an der Ballsaison und am Salonleben teilhaben können.

Zu Beginn des 19. Jahrhunderts war für die meisten Engländer London der »Mittelpunkt der Welt«. Lea Hurst lag viel zu weit von London entfernt. Florence' Vater gab dem Drängen seiner Frau schließlich nach und erwarb zusätzlich den Wohnsitz Embley Park bei Romsey in der Grafschaft Hampshire. Außerdem kaufte er für seine Familie ein Apartment in London, das während der Ballsaison bewohnt werden konnte. Den Wunsch von Florence' Mutter, ein Haus in London zu erwerben, erfüllte W.E.N allerdings nicht. Die Nightingales erhielten mit Embley Park nicht nur einen zweiten, größeren Wohnsitz, der näher an London gelegen war, sondern auch die Möglichkeit, jederzeit in die Hauptstadt zu fahren und dort während der Ballsaison in ihrem Apartment zu wohnen.

Florence' Kindheit und Jugend spielte sich also zwischen drei Wohnsitzen ab: In Lea Hurst verbrachte sie den Frühling und Sommer, in Embley Park die Herbst- und Wintermonate, und während der Ballsaison wohnte sie mit ihren Eltern und Pop in dem Londoner Apartment. Ihre Mutter achtete stets auf das richtige Benehmen, um die Etikette zu wahren. In seiner Nightingale-Biografie berichtet Sam Wellman davon, wie unsicher und unter Druck gesetzt sich die kleine Florence bis zu einem Alter von sieben Jahren in der gehobenen Gesellschaft fühlte. Danach legte sie diese Unsicherheiten zunehmend ab und gewann im Umgang mit gesellschaftlichen Konventionen an Sicherheit.

Bereits in der Kindheit kam Florence in Kontakt mit Organisations- und Verwaltungsstrukturen. Hautnah erlebte sie mit, wie Diener, Butler, Zofen, Köche und andere Dienstboten ihre Arbeit auf den großen Anwesen Embley Park und Lea Hurst so aufeinander abstimmten, dass ein reibungslos funktionierender Tagesablauf möglich wurde. Zu einer vorgegebenen Zeit mussten zum Beispiel Kamine und Öfen in Gang gebracht und das Frühstück auf Tabletts ins Schlafgemach der Herrschaft getragen werden.

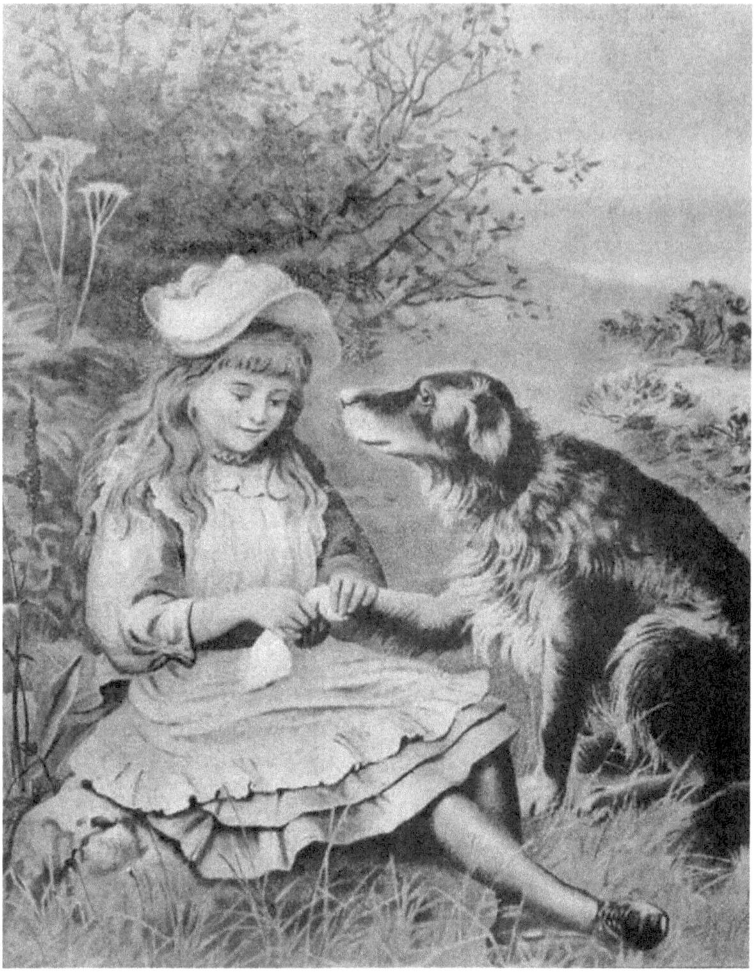

Abb. 2: Das Bild eines unbekannten Künstlers illustriert die Legende von Cap, dem Hirtenhund, dessen Pfote Florence verband.

Gleichzeitig wurde im Speisesaal der Tisch gedeckt. Florence begann diese Abläufe genau zu beobachten, und sie begriff schnell, wie exakt sie organisiert waren. Auch die Kleidung der Dienstboten machte eine strenge Hierarchie nach außen hin deutlich. Auf dieses Wissen konnte Florence später bei der Verwaltung und

Organisation von Lazaretten und Spitälern zurückgreifen. Auch begann sich Florence bereits in jungen Jahren um hilf- und schutzlose Lebewesen zu sorgen. Zur traditionellen Darstellung von Florence' Leben gehört auch die Geschichte des verletzten Hirtenhundes Cap, den sie als Kind gesundgepflegt haben soll.

Aus Briefen und Aufzeichnungen geht hervor, wie sehr Florence die kleinen, hilflosen Tiere, die es rund um Lea Hurst und Embley Park gab, liebte: Küken, Welpen, Kätzchen. Besonders aber fühlte sie sich zu Babys hingezogen. »Gib allen Babys einen Kuss von mir«, steht häufig am Schluss der Briefe, die Florence in ihrer Kindheit schrieb. Achtung und Respekt vor allem Leben zeichnete ihre Persönlichkeit schon in jungen Jahren aus.

Cecil Woodham-Smith beschreibt in ihrer Nightingale-Biografie, wie Florence im Garten einen toten Vogel fand, den sie feierlich bestattete und eine Grabschrift dazu verfasste, in der sie ihr Bedauern über den Tod des Tieres ausdrückte. Florence konnte offenbar in der Umgebung, in der sie aufwuchs, schon sehr früh Eigenschaften wie Fürsorge, Tierliebe und Organisationstalent nicht nur beobachten, sondern zu Charakterzügen in ihrer Persönlichkeit heranbilden.

Zwei grundverschiedene Charaktere

1830 schrieb die zehnjährige Florence aus den Ferien, die sie bei Verwandten in Fair Oaks verbrachte, an Parthenope einen Brief: »Bitte, liebe Pop, lass uns einander mehr liebhaben als bisher. Gott will es, und Mama wünscht es so dringend.« Aus diesen Zeilen geht nicht nur der Wunsch von Florence' Mutter nach mehr Harmonie zwischen den Töchtern hervor, sondern auch Florence' intensives Bemühen, diesem Wunsch zu entsprechen.

Obwohl Florence und Parthenope nur ein Jahr Altersunterschied trennte, waren beide, zum Leidwesen ihrer Mutter, grundverschiedene Charaktere. Zwar bemühten sie sich – der Mutter

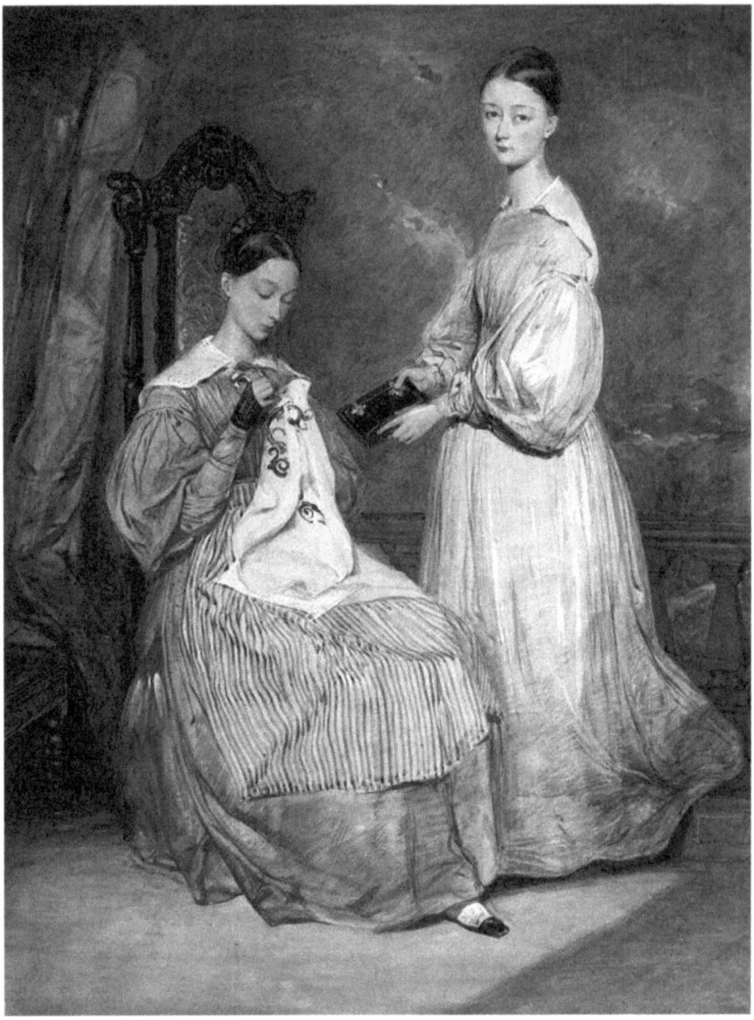

Abb. 3: Florence und Parthenope (stehend)
Gemälde von William White, ca. 1836

und dem Familienleben zuliebe – um ein harmonisches Miteinander, doch ihr unterschiedliches Temperament erschwerte das Zusammenleben mit zunehmendem Alter der Kinder. Äußerlich ähnelten Florence und Parthe einander sehr. Beide Mädchen hatten im Alter von zehn bzw. neun Jahren ein langes, schmales Gesicht, eine scharf geschnittene Nase, und beide waren groß und schlank. Ein Unterschied im Aussehen bestand in der Farbe ihrer Haare. Im Nachlass Verney Nightingale sind zwei mit Seide zusammengebundene Haarflechten von Florence und Parthenope erhalten geblieben, aus der Zeit, als die Schwestern 19 und 20 Jahre alt waren. »Flo 1839« und »Parthe 1839« lauten die Aufschriften. Das Haar von Florence hat ein helles Kastanienbraun. Es ist dicht, glänzend und gewellt. Parthes Haar ist glanzloser, hellbraun, fast blond, fein, weich und glatt.

Zeitlebens sollte Florence die Hübschere von ihnen bleiben. Die Nightingale-Biografie von Cecil Woodham-Smith enthält den Brief einer Zeitzeugin, in dem die Schönheit von Florence beschrieben wird:

> *Sie ist groß, schmal und hochgewachsen von Gestalt. Sie hat dichtes, kurzes braunes Haar. Dabei zeigt sie sehr fein ausgeprägte Gesichtszüge und graue Augen, die im Allgemeinen einen nachdenklichen Ausdruck haben. Aber sie können auch glücklich aufleuchten. Solche Augen habe ich zuvor noch nie gesehen. Ihre herrlichen weißen Zähne geben ihrem Lächeln ein vollkommenes, edles Aussehen. Wenn man einen langen, dünnen Schleier nimmt und ihn um diesen wunderschön geformten Kopf bindet, wenn man sie bis zu ihrem langen weißen Hals in schwarze Seide kleidet und ihr ein schwarzes Tuch umgelegt, dann hat man nahezu das Ideal vollkommener Anmut und Schönheit.*

An die auffallende Schönheit ihrer Mutter sollten aber weder Florence noch Parthenope jemals heranreichen. Offenbar nahm Parthenope das Leben leichter als Florence, die stets den Dingen auf den Grund ging und alles, was sie sah und erlebte, intensiv hinterfragte. Florence wirkte schon in jungen Jahren sehr viel selbstständiger und zielstrebiger als ihre Schwester. Auf einer Zeichnung von Julia Smith sind W.E.N, Florence und Parthenope zu sehen: Parthenope, die Größere, hält sich am Rock des Vaters fest, während Florence, die Kleinere, selbstständig dahinstapft.

Cecil Woodham-Smith berichtet, dass Florences' Schwester gern in einen Raum »hineintänzelte, überall ihre Sachen verstreute und Vorwürfe stets mit trillerndem Lachen abwehrte«. Florence saß auf der Fensterbank, las in einem Buch oder verlor sich in Tagträumen, während ihre ein Jahr ältere Schwester gern im Garten spielte und in der Sonne herumsprang. Am liebsten verhielt sich Parthenope wenig ernsthaft. Ihr Verhalten passte zu den Vorstellungen, die in der damaligen Zeit herrschten. So galt es zum Beispiel als »chic«, wenn Frauen in Tränen ausbrachen oder leicht in Ohnmacht fielen, sodass ein Riechfläschlein zum Einsatz kommen musste. Frauen galten als Märtyrerinnen ihrer übermäßigen Empfindsamkeit und Zartheit. Im Alter von 15 Jahren schrieb Florence in ihr Tagebuch: »Das Bild einer starken Frau sieht in meinen Augen anders aus.« Florence begann schon früh damit, sich in ihre Tagträume zurückzuziehen. Sie erfand eine Heldenrolle für sich und konnte sich stundenlang in ihren Traumwelten verlieren.

Während ihres zweiten Aufenthaltes in der Diakonissenanstalt von Pfarrer Fliedner in Kaiserswerth verfasste Florence ihren Lebenslauf, das »Kaiserswerther Curriculum Vitae« (CV). Es handelt sich um ein einzigartiges Dokument, in dem Florence ihre persönliche Sicht auf ihr Leben und seinen Verlauf von der Geburt bis zum 31. Lebensjahr niederschrieb. Die historische Darstellung kann daher zurückgreifen auf dieses authentische Dokument, das von Anna Sticker (1902–1995) herausgegeben und später von Irmela Erckenbrecht ins Deutsche übersetzt wurde. In ihrem autobiografischen Rückblick beschreibt Florence die Jahre ihrer frühen Kindheit wie folgt:

> *Als Kind war ich häufig krank. Nach dem Klima in Italien (Florenz), wo ich geboren wurde, bekam mir das englische Wetter schlecht. Die Spiele der anderen Kinder gefielen mir nicht. Die*

glücklichste Zeit meines Lebens bescherte mir eine Krankheit, die mich im Alter von sechs Jahren befiel und ein Jahr lang dauerte.

Hier liegt die Vermutung nahe, dass in dem einen Jahr, das Florence im CV als »glücklichste Zeit ihres Lebens« bezeichnet, keine Anforderungen von außen an sie gestellt wurden und sie sich, ohne mit Zurechtweisung oder Strafe rechnen zu müssen, ihren Tagträumen und Gedanken hingeben konnte. Offenbar fiel es Florence – im Vergleich zu Parthenope – nicht leicht, ihr Verhalten den bestehenden Regeln anzupassen.

»Wir sind Enten, die einen wilden Schwan ausgebrütet haben«, versuchte Florence' Mutter die Unangepasstheit, das Anderssein ihrer jüngeren Tochter mit einem Bild zu umschreiben. Obwohl Florence sich alle Mühe gab, Fannys Wünschen zu entsprechen, konnte sie es ihr nicht recht machen. Schon als kleines Kind war Florence von dem Gedanken besessen, nicht wie andere Leute zu sein. In ihren Aufzeichnungen wird deutlich, dass sie sich selbst für ein Ungeheuer hielt. Es ist zu vermuten, dass dieses negative Selbstbild dem Einfluss einer Erzieherin aus Kindertagen geschuldet war. Im »Curriculum Vitae« heißt es:

Mit sieben bekam ich eine Gouvernante, die mich sehr streng erzog. Sie war gerecht und handelte sicherlich in bester Absicht, aber für Kinder hatte sie kein Verständnis. Manchmal sperrte sie mich sechs Wochen hintereinander ein. Meine Schwester dagegen wurde von ihr verwöhnt.

Eine Begebenheit, die sich ereignete, als die Schwestern zwölf und 13 Jahre alt waren, macht deutlich, dass es für Florence und Parthenope unmöglich war, ein gemeinsames Ziel zu erreichen: Auf Initiative von Florence beschlossen die beiden, ihrem Kindermädchen frühmorgens, während alle anderen im Haus noch schliefen, das Lesen und Schreiben beizubringen. Vor allem in den ärmeren Gesellschaftsschichten war Analphabetismus zur damaligen Zeit weitverbreitet. Während Florence – die diesen Mangel an Bildung der unteren Schichten, ebenso wie W.E.N, kritisch sah und als Unrecht bezeichnete – den Plan mit großer Zielstrebigkeit und Disziplin verfolgte, erwies sich Parthenope mehr als einmal als unzuverlässig. An einem Morgen stand sie erst gar nicht auf, ein anderes Mal las sie lieber in einem Märchenbuch und wiederum an einem anderen Tag lief sie einfach fort, um den sonnigen Tag zu genießen. Ihrem Ärger über Parthenopes Verhalten machte Florence in einem Brief, den sie an ihren Vater schrieb, Luft: »Man kann von Parthe nicht erwarten, dass sie die normalen Regeln des Lebens beachtet.«

Eine ungewöhnliche Bildung

Die unterschiedlichen Charaktere von Florence und Parthenope traten noch deutlicher hervor, als W.E.N entschied, keinen Hauslehrer einzustellen und die Töchter selbst zu unterrichten. Während Florence sich über diesen Entschluss ihres Vaters freute, hielt sich die Begeisterung ihrer Schwester in Grenzen. W.E.N unterrichtete die Töchter u. a. in Geschichte, Philosophie, Latein und Griechisch sowie in modernen Fremdsprachen wie Deutsch, Französisch und Italienisch. Für die künstlerischen Fächer (Singen, Zeichnen, Malen) wurde eine Hauslehrerin eingestellt. Florence erwies sich als überaus wissbegierig und in allen Fächern als hochbegabt. Ihre Schwester war ihr nur in den musischen Fächern überlegen. Florence lernte intensiv und mit großem Eifer, während ihre Schwester sich nicht selten dem Unterricht und den ehrgeizigen Ansprüchen des Vaters entzog, die ihr häufig zu viel wurden. Im CV heißt es:

> *Als ich zehn Jahre alt war, wollte meine Mutter keine Gouvernante mehr: Fortan übernahm mein Vater unseren Unterricht. Er brachte mir Latein, Griechisch und Mathematik und alles an-*

dere bei, worüber er Kenntnis besaß. Ich war sehr lernbegierig. Sieben Jahre strebte ich fast ausschließlich danach, meinen Geist zu schulen. Und wenn ich daran denke, was ein Mensch mit Fleiß alles erreichen kann, ist der Ehrgeiz auch heute noch eine so große Versuchung für mich, als lockte mich Kirke persönlich mit ihrem Becher.

Auch für Musik hatte ich eine Schwäche. Doch Gott ließ Barmherzigkeit walten, indem er mir die Stimme nahm – ich hatte fortwährend mit Halsschmerzen zu kämpfen. Wäre mir das Singen vergönnt gewesen, hätte ich wohl keine andere Erfüllung mehr gesucht. Die Musik übte auf meine Vorstellungskraft und meine Leidenschaft einen so starken Einfluss aus, dass ich darin heute einen wahren Segen erblicke.

Florences' Intellekt sowie die ungewöhnlich hohe Bildung, die sie durch ihren Vater erfuhr, sollten ihre Identität als Frau und ihren damit verbundenen weiteren Weg in der Gesellschaft entscheidend prägen. Zwar gab der Vater Florence sein gesammeltes Wissen und eine hohe Allgemeinbildung weiter – doch würde es für Florence unmöglich sein, ihre geistigen Fähigkeiten außerhalb eines privaten Umfeldes zu nutzen. Frauen ihres Standes hatten im 19. Jahrhundert keinen Beruf und durften in Großbritannien und in den meisten europäischen Ländern nicht studieren. Während Jungen, die aus der Oberschicht stammten, Internate besuchten, um Latein, Mathematik und Griechisch zu erlernen, sah die Erziehung von Mädchen eine solche Bildung nicht vor. Cecil Woodham-Smith berichtet, dass Florence ihrem Cousin William Nicholsen bei den Vorbereitungen auf eine wichtige Prüfung in Mathematik half, als er sich auf der Militärakademie befand. Parthenope prahlte öffentlich mit diesem Umstand, sodass Williams Vater davon erfuhr und wütend wurde. Er befürchtete, man könne William auf der Militärakademie verspotten, wenn herauskäme, dass ein Mädchen ihn unterrichtete. Dieser Vorfall führte zu einem Familienstreit, der nur durch

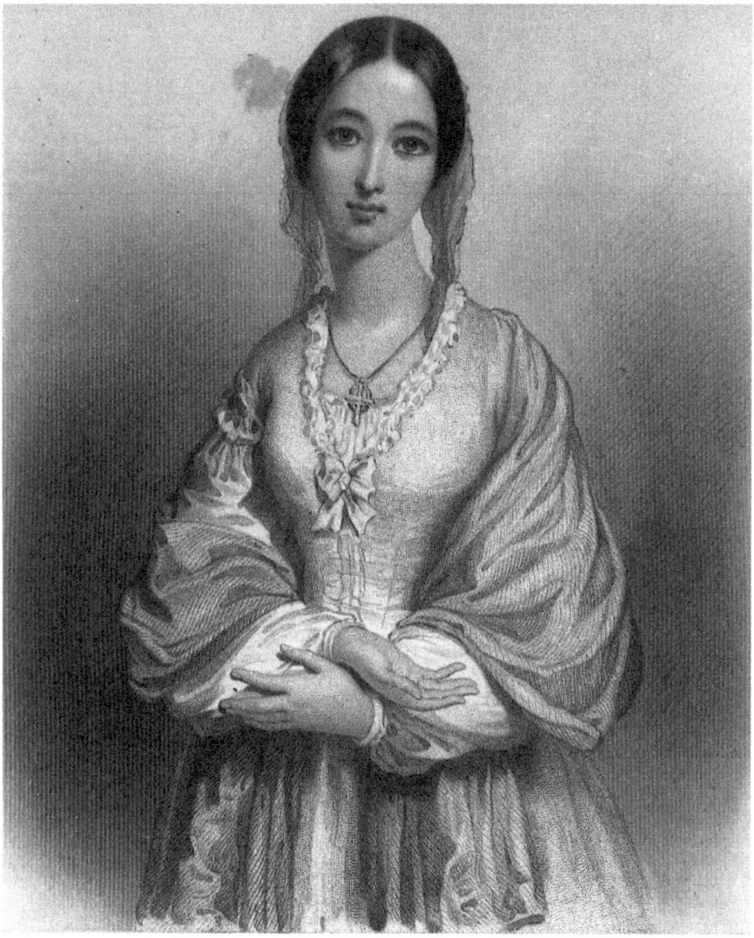

Abb. 4: Die junge Florence Nightingale
Radierung von G. H. Mote nach Charles Staal

unzählige Gespräche und Briefe, Erklärungen und Entschuldigungen wieder beigelegt werden konnte.

In der Regency-Epoche und im darauf folgenden viktorianischen Zeitalter waren die Rollen von Mann und Frau genau festgelegt, und es wurde darauf geachtet, dass sie sich ihrer Rolle entsprechend verhielten, um das Gesellschaftsgefüge nicht ins

Wanken zu bringen. Dementsprechend war es erlaubt, dass Florence ein Instrument spielte, Hausarbeiten verrichtete und der französischen Sprache mächtig war. Im CV heißt es:

> *Ehe ich herkam, verlief mein Leben fern aller praktischen Dinge. Ja, ich hatte mir bis dahin nicht einmal allein das Haar gekämmt und konnte Roggen nicht von Gerste, Leinen nicht von Baumwolle unterscheiden. Als ich 17 Jahre alt war, grassierte in London die Grippe, und unsere gesamte Familie wurde krank. Ich hatte 15 bettlägerige Dienstboten, meine Mutter und die beiden Kinder ihres Bruders zu pflegen, die zu jener Zeit bei uns wohnten. Nur die Köchin hatte sich nicht angesteckt und stand mir zur Seite. Dann ließ man weitere Pflegerinnen kommen, und sobald die Grippe vorbei war, ging auch mein praktischer Einsatz zu Ende. Von dieser Zeit und der Pflege meiner lieben alten, in unserem Hause verstorbenen Kinderfrau abgesehen, habe ich nie etwas Richtiges zu tun gehabt.*

Während Florence' Schwester im Sticken und Zeichnen ihre zukünftige Rolle als Ehefrau und Mutter erprobte und den Wünschen der Mutter entsprach, wehrte sich Florence gegen ein von ihr als stumpfsinnig empfundenes Leben im »goldenen Käfig«. In ihrer Schrift »Cassandra«, die sie 1852, also im Alter von 32 Jahren, verfasste, beschrieb Florence das erdrückende, zur Untätigkeit verdammte Leben einer Frau im viktorianischen Zeitalter mithilfe der fiktiven Figur Cassandra:

> *Den Morgen verlebt man um den Tisch im Salon, schaut Bilder an, macht Handarbeiten, liest ein bisschen vor. Der Nachmittag wird mit einer kleinen Ausfahrt hingebracht. »Wenn es Abend wird«, erklärt Cassandra, »leiden Frauen sogar körperlich an einem Überschuss nervöser Energie, die sich den Tag über nicht entladen konnte. Deshalb haben sie jeden Abend, wenn sie zu Bett gehen, das Gefühl, verrückt zu werden.« Die Leere und Lan-*

geweile wird von falschen Gefühlen überzuckert. Frauen tuscheln untereinander und predigen ihren Töchtern, dass Frauen keine Leidenschaften kennen.

Es ist vielleicht bezeichnend, dass Florence ihre Heldin Cassandra einen frühen Tod sterben lässt, den diese sich selbst herbeigesehnt hat.

»Gott rief mich in seinen Dienst«

Der Ehrgeiz von Florence' Mutter wurde zutiefst enttäuscht, als W.E.N im Jahr 1835 als Kandidat für das Parlament aufgestellt wurde und diese Wahl haushoch verlor, weil er den Kauf von Wählerstimmen ablehnte. Er war grundehrlich und weigerte sich, Wähler zu bestechen. Fanny begriff, dass W.E.N niemals dem Bild des Ehemannes entsprechen würde, in das sie ihn gern gepresst hätte. William Edward wiederum begann sich mehr und mehr von dem Bild zu lösen, das seine Frau für ihn erdacht hatte. Er hörte auf, politische Zusammenkünfte zu besuchen, und ging nicht mehr zur Jagd. Stattdessen widmete er dem Unterricht seiner Töchter zunehmend Zeit. Im Alter von 15 und 16 Jahren hatten sich die Rollen der Schwestern weitestgehend gefestigt: Florence war zur Gefährtin ihres Vaters in der Bibliothek geworden, während Parthenope ihrer Mutter im Salon Gesellschaft leistete.

Florence' Mutter übertrug ihren Ehrgeiz nach der politischen Niederlage ihres Mannes mehr und mehr auf die Töchter. Die beiden sollten sich auf ihr künftiges Leben als Ehefrau und Mutter vorbereiten und möglichst wohlhabend verheiratet werden. »Lieber möchte ich sterben, als in diesen langweiligen Salons zu sitzen«, schrieb Florence in dieser Zeit in ihr Tagebuch. Sie wehrte sich innerlich gegen die Pläne der Mutter, die in Embley Feste und Bälle geben wollte, um ihre Töchter auf diesem Weg in die Gesellschaft einzuführen. Dabei befand Fanny, dass das Haus für diesen Zweck nicht ausreichte. Es musste von innen und außen neu hergerichtet werden. W.E.N, der bereits Lea Hurst nach seinen Vorstellungen hatte umbauen lassen, beschloss, auch Embley in gotischem Stil umzugestalten. Aufgrund der enormen Kosten, die dadurch entstehen würden, schlug Fanny vor, für die Zeit des Umbaus den Haushalt aufzulösen und eine Reise durch Europa zu unternehmen. Sie wollte auf diesem Weg viel Geld einsparen. W.E.N war einverstanden. Er entwarf extra einen sechsspännigen Reisewagen. 1837 sollte die Reise beginnen.

Während der Vorbereitungen glaubte Florence, ähnlich wie die heilige Jeanne d'Arc (1412–1431), die Stimme Gottes zu vernehmen. Am 7. Februar 1837 schrieb sie in ihr Tagebuch:

Gott sprach zu mir und berief mich in Seinen Dienst.

Im Vergleich zu Jeanne d'Arc – die ihre ersten Visionen mit ungefähr 13 Jahren hatte und glaubte, Frankreich von den Engländern befreien und den Dauphin zum Thron führen zu müssen – blieb die Stimme, die Florence vernahm, ungenau. Zwar nahm Florence eine objektive, von außen kommende Stimme wahr, die mit menschlichen Worten zu ihr sprach. Aber sie konnte dieser Stimme keine Anweisung zu einer Handlung entnehmen. Ein Eintrag in Florence' Tagebuch aus dem Jahr 1874, also fast 40 Jahre später, zeigt, dass sie nicht glaubte, dass es sich dabei um eine Pubertätserscheinung, eine Erscheinung ihres überhitzten Gemütes, gehandelt hatte. Sie schrieb, dass sie die Stimme in ihrem Leben insgesamt viermal vernommen habe: am 7. Februar 1837, dem Tag ihrer Berufung; im Jahr 1853, vor dem Antritt ihrer ersten Stelle am Spital für kranke Damen; das dritte Mal vor dem Krimkrieg im Jahr 1854; das vierte Mal 1861 nach dem Tod des Kriegsministers Sidney Herbert. Nur beim ersten Mal befand sich Florence in der Pubertät.

Florence war zunächst einmal davon überzeugt, von Gott berufen worden zu sein, und dieser Gedanke gab ihr Sicherheit. Sie vertraute darauf, dass Gott, der einmal zu ihr gesprochen hatte, ihr weitere Anweisungen geben würde. Zum damaligen Zeitpunkt dachte sie noch nicht an die Krankenpflege. Ihr Wunsch, Arme und Schwache zu schützen, war bereits sehr ausgeprägt. Aber sie hatte noch keine konkrete Vorstellung davon, zu welcher Aufgabe Gott sie genau berufen hatte. Es sollten 16 Jahre des Suchens und Findens folgen, die ihr endgültig Gewissheit bringen würden.

DIE JAHRELANGE SUCHE NACH DER BERUFUNG

»Was soll ich tun?«

Am 9. September 1837 verließen die Nightingales mit der sechsspännigen Kutsche, die nach W.E.Ns Plänen gefertigt worden war, Le Havre. Zwei Dienstmädchen, ein Diener und ein Bote begleiteten die Reise, die anderthalb Jahre dauern und durch Frankreich, Italien und die Schweiz führen würde.

Die Kutsche war sehr geräumig. Im Inneren des Reisewagens konnte geschlafen und gegessen werden. Das Dach bot Florence und Parthenope die Möglichkeit, dort zu sitzen, zu schreiben oder Zeichnungen und Skizzen anzufertigen und gleichzeitig die schöne Aussicht und die frische Luft zu genießen. Cecil Woodham-Smith berichtet, dass W.E.N den Sechsspänner – nachdem die Nightingales nach England zurückgekehrt waren – an die Schwester seiner Frau verlieh und Mrs. Bonham Carter sowie sechs ihrer Töchter, Hauslehrer und Dienstmädchen genug Raum darin fanden.

Florence vermerkte in ihrem Tagebuch jeden Tag die genauen Stunden der Abfahrt und der Ankunft und den Weg, den sie zurückgelegt hatten.

Am 15. Dezember 1837 erreichten die Reisenden Nizza. Florence' Eltern staunten nicht schlecht, als sie auf Einheimische trafen, die sich noch daran erinnern konnten, dass die Hochzeitsreise sie vor 20 Jahren schon einmal nach Nizza geführt hatte. In Chartres hatte Florence noch nächtelang in melancholischer Stimmung am Fenster gesessen und die Kathedrale, die im Mondschein glänzte, betrachtet. Doch in Nizza blühte sie förmlich auf, ging aus sich heraus und tanzte auf dem größten Ball des

Winters »jede Quadrille«. Florence wurde in Nizza nicht nur von einer ungeheuren Tanzlust ergriffen und zur Ballkönigin gekürt, sondern gewann auch zahlreiche Verehrer, die ihre Schönheit bewunderten. Auch kam sie – wegen ihrer hohen Bildung und der intellektuellen Ausstrahlung – leicht ins Gespräch mit Wissenschaftlern und Gelehrten. Dies erfreute vor allem Florence' Mutter, die stolz auf die Erfolge der heranwachsenden Tochter blickte und sich deren Zukunft in blühenden Farben ausmalte.

Es fiel Florence schwer, dass sie Nizza wieder verlassen mussten, um nach Genua zu reisen. Doch sie stellte sich schnell auf die neue Situation ein, denn in einem Brief vom 17. Januar 1838, den sie an ihre Cousine Hilary Bonham Carter schrieb, heißt es, dass sie Genua von allen Städten der Welt am meisten liebe und es ihr so vorkomme, als sei »ein Traum aus Tausendundeiner Nacht« Wirklichkeit geworden. Tatsächlich gehörte Genua 1838 mit seinen Palästen und Gärten, der Oper und dem Theater zu den reichsten und schönsten Städten Europas und wurde »Genova la Superba« genannt, »das großartige Genua«. Auch in Genua besuchte Florence Bälle und tanzte mit Leidenschaft die Nächte durch.

Die Reise führte weiter nach Florenz, das den Ruf genoss, dort seien Wissenschaftler und die »große Welt« zu Hause. Dies kam in jeder Hinsicht den Wünschen von Florence' Mutter entgegen, die am Ponte Vecchio, an den Ufern des Arno, einen prächtigen Salon gemietet hatte. Fannys Absicht war es, Einladungen an Gäste aus gehobenen Gesellschaftskreisen zu verteilen und daraufhin Gegeneinladungen zu erhalten. Tatsächlich bekamen die Nightingales so viele Einladungen zu Bällen, Opernbesuchen und zahlreichen gesellschaftlichen Anlässen, dass Florence in einen Strudel des Vergnügens geriet. Sie fühlte sich von der Leichtigkeit des Lebens ergriffen, ja mitgerissen, und genoss die Veranstaltungen in vollen Zügen.

In ihrem Tagebuch bezeichnete sie sich selbst als »Musiknärrin«. Sie liebte vor allem die Musik von Mozart und Donizetti.

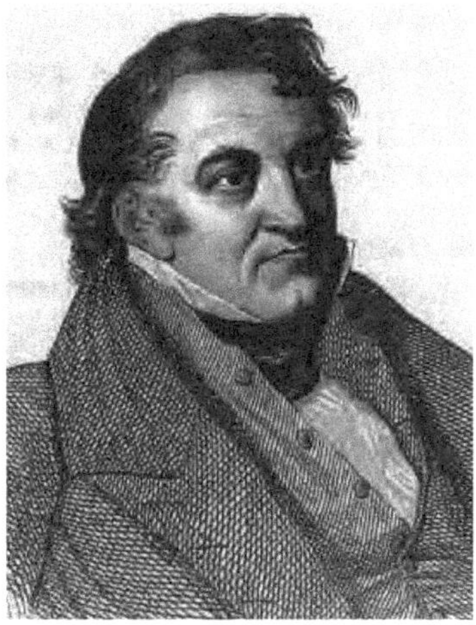

Abb. 5: Jean-Charles-Léonard Simonde de Sismondi

Am liebsten hätte sie mit ihrer Familie das Opernhaus jeden Tag besucht. In Form einer Tabelle führte sie Buch über die Musik, das Libretto und die Aufführung jeder Oper. Bereits zu diesem Zeitpunkt nutzte sie ihre mathematische Begabung, um Ereignisse in Zahlen zu fassen. Diese Fähigkeit würde ihr später – bei der statistischen Erhebung von Daten und Fakten über englische Spitäler – noch von großem Nutzen sein.

Einen prägenden Eindruck auf Florence hinterließ die Bekanntschaft, die die Nightingales während der Reise mit dem Schweizer Ökonom und Historiker Jean-Charles-Léonard Simonde de Sismondi machten. Florence schloss sich eng an Sismondi an, der zu den Kritikern der Arbeitsbedingungen des Frühkapitalismus zählte. Sismondi, der für seine Menschenfreundlichkeit bekannt war, setzte sich u. a. für den Schutz der Arbeiter gegenüber den ausbeuterischen Methoden der Unternehmer ein. Er konnte Florence mehr über die Bedingungen der Entstehung von Armut erzählen als irgendein anderer Mensch. Auch sagte man über ihn, dass er ständig von Bettlern umlagert wurde, mit denen er seinen letzten Franken teilte. Er fütterte sogar die Mäuse in seinem Arbeitszimmer.

Während der Reise kam Florence nicht nur mit Sismondi und seinen Gedanken in Kontakt, sondern auch mit bekannten Persönlichkeiten aus der italienischen Freiheitsbewegung, u. a. mit Federico Confalonieri. Dieser war wegen seiner Beteiligung am piemontesischen Aufstand 1821 zum Tod verurteilt worden. Später wurde das Urteil in eine »lebenslange Festungshaft« abgewandelt. 15 Jahre hatte er in Ketten in einem Kerker verbracht.

Die Ziele und der Idealismus der italienischen Freiheitskämpfer entsprachen Florence' Vorstellung von einem Leben, das erfüllt war von edlen Zwecken. Sie begann, diese Menschen leidenschaftlich zu verehren.

Auf ihrer Rückreise fuhren die Nightingales nicht auf dem schnellsten Wege nach England, sondern nahmen sich ein Appartement an der Place Vendome in Paris. Florence' Mutter wollte sich intellektuellen Gesellschaftskreisen anschließen. Sie hatte durch ihre Schwester Patty Kontakt zur Salonniére Mary Clarke bekommen, der meistgefeierten Frau von Paris.

Begegnung mit Mary Clarke

»Was habe ich getan, dass ich die Freundschaft eines so strahlenden Menschen verdiene?«, fragte sich Florence, nachdem sie in Paris die 27 Jahre ältere Mary Elizabeth Clarke kennengelernt hatte. Diese Bekanntschaft sollte sich prägend auf ihr Frauenbild und auf ihre Vorstellung von einer emanzipierten Beziehung zwischen Mann und Frau auswirken.

Mary Clarke, die von den Nightingales »Clarkey« genannt wurde, war in England geboren und hatte schottische und irische Vorfahren. Sie konnte sich damit rühmen, dass sie mit Maria Stuart, der früheren Königin von Schottland, verwandt war. Vor allem fiel Mary Clarkes äußere Erscheinung auf, die vom Frauenbild der damaligen Zeit erheblich abwich und sie – aus damaliger Sicht – so gar nicht wie eine Dame der gehobenen Gesellschaft wirken ließ. Ihre Größe und Gestalt entsprachen der eines Kindes, und wirre Locken hingen ihr auf der Stirn. Damals war es üblich, dass Frauen ihre Haare aus der Stirn gekämmt und streng nach hinten trugen. Doch offenbar schien an Mary Clarkes Aussehen und Verhalten niemand so recht Anstoß zu nehmen. Im Gegenteil erregte ihr unkonventionelles Äußeres große Aufmerksamkeit, und es machte sie in ihren Gesellschaftskreisen zum beliebten Gesprächsthema. Der französische Politiker und Schriftsteller François Pierre Guillaume Guizot, der für seine Arroganz und seinen Zynismus bekannt war, soll einmal über sie gesagt haben, Mary und sein Yorkshire-Terrier hätten denselben Friseur. Und André-Marie Ampére, der berühmte Physiker, stellte fest: »Ihr größter Charme war, dass sie keinen hatte.« Obwohl Mary Clarke offenbar alles, was man zur damaligen Zeit unter weiblichen Vorzügen verstand, fehlte, zog sie dennoch die Männer an. Es gab mehr als einen, der sie gern geheiratet hätte. Florence schrieb über Clarkey:

> *Niemand wirkte so charakterbildend wie sie, aber ihre Aufrichtigkeit stieß manchmal ihre Freunde ab. Nie zeigte sie auch nur einen Schatten von Pose oder gab sich »erbaulich«, selbst dann nicht, wenn es fast wünschenswert gewesen wäre. Sie war immer sozusagen »unangezogen«, nackt für alle Blicke. Ein bisschen Bekleidung wäre schon angemessen gewesen.*

Obwohl Mary Clarke nur über bescheidene Geldmittel verfügte, war es ihr gelungen, eine Hauptfigur der öffentlichen und literarischen Welt von Paris zu werden. 1838 hatte sie in der Rue du Bac 112 ihre Karriere als Salonniére begonnen. Sie hatte die Kunst, einen Salon zu führen, zur Perfektion gebracht. Jeden Freitag empfing sie dort Kabinettsmitglieder, französische Herzöge, englische Grafen, Bischöfe, Gelehrte und Schriftsteller von internationalem Ruf.

Mary Clarke verdankte ihre erfolgreiche Laufbahn vor allem der französischen Salonniére Juliette Récamier. Diese hatte Mary und ihre Mutter in ihr Haus eingeladen, um dem französischen Schriftsteller, Politiker und Diplomaten François-René de Chateaubriand, der sich in einer Schaffenskrise befand, Zerstreuung zu verschaffen. Es gelang der damals 37-jährigen Mary Clarke auf Anhieb, ihn mit ihrer Natürlichkeit zu erobern. »Die junge Engländerin ist einzig. Wo sie ist, kann man sich nicht langwei-

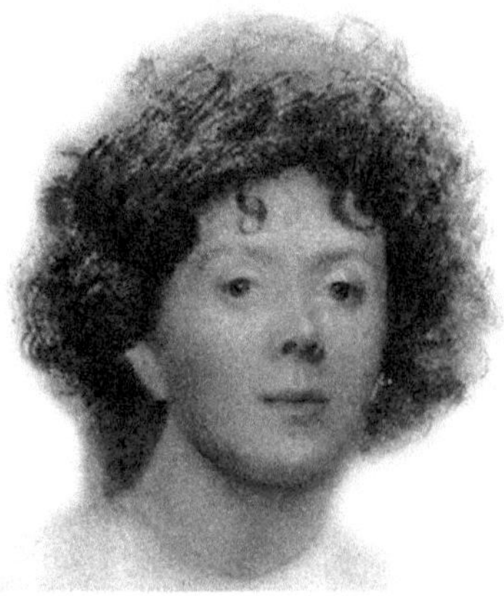

Abb. 6: Mary Clarke, genannt »Clarkey«

len«, soll Chateaubriand über sie gesagt haben. Zwischen Mary Clarke und Madame Récamier entstand eine enge Freundschaft.

An Mary Clarkes Äußerungen wurde sehr deutlich, dass sie ansonsten wenig Respekt vor Frauen hatte. »Ich mag keine jungen Damen. Ich kann Frauen nicht ausstehen. Warum reden sie nicht über interessante Dinge? Warum machen sie keinen Gebrauch von ihrem Gehirn? Sie haben einfach keine Lebensart. Mit ihrer Schüchternheit und ihrer Unfähigkeit, den Mund zu halten, sind sie ungeeignet für jede anständige Gesellschaft. Wenn ihr Freund ein Mann ist, bringen sie ihn mit, ohne lange zu überlegen, aber wenn es eine Frau ist, überlegen sie es sich zweimal«, pflegte sie zu sagen. Auch sagte sie, dass sie, wenn sie die Wahl hätte, eine Dame in der englischen Gesellschaft zu werden oder eine Galeerensklavin, die »Freiheit der Galeeren« vorziehen würde.

Anstatt sich mit Damen aus ihrer Gesellschaftsschicht zu umgeben, lud Mary Clarke lieber Kinder zu sich in den Salon ein. Sie war bekannt dafür, dass sie leidenschaftlich gern Kindergesellschaften gab.

Man würde meinen, dass Florence' Mutter einer so unangepassten, unkonventionellen Frau, wie Mary Clarke es war, lieber aus dem Weg gegangen wäre. Wahrscheinlich wäre dies unter anderen Umständen auch der Fall gewesen. Doch sie erhoffte sich, die Berühmtheiten und gesellschaftlichen Persönlichkeiten, die in Mary Clarkes Salon zu Gast waren, in diesem Rahmen kennenzulernen und dann nach Embley einladen zu können. Wenn sie geahnt hätte, wie nachhaltig »Clarkey« das Weltbild von Florence prägen würde, wäre sie der Einladung vielleicht nicht gefolgt. Doch so ließen sich die Nightingales von Mary Clarke in den Salon einführen, in dem zu diesem Zeitpunkt gerade eine Kindergesellschaft stattfand. Dieses Ereignis wird von Florence' Biografin Cecil Woodham-Smith wie folgt beschrieben:

> *Um Weihnachten herum fuhren die Nightingales eines Nachmittags in der Rue du Bac vor. Sie betraten einen Salon, der von tanzenden und singenden Kindern bevölkert war, und sie gingen weiter zu einem zweiten, rückwärts gelegenen Salon, wo zwei imposante, bedeutend ausschauende Herren einen großen, schwarzen Kessel über einem Holzfeuer zum Kochen brachten. Der eine war Claude Fauriel, der andere Julius Mohl. Mary Clarke befand sich unter den Kindern, sang und klatschte mit, tanzte. Die Kinder fingen an, Blindekuh zu spielen, und ohne weitere Umstände schürzte Florence ihre Röcke und tat mit. Das Eis war gebrochen.*

Besagter Claude Fauriel war Philologe, und Julius Mohl, den die Nightingales bei dieser Gelegenheit ebenfalls kennenlernten, war ein deutscher Orientalist, mit dem Mary Clarke später verheiratet war. Florence machte mit »Clarkey« Erfahrungen, die ihr Leben entscheidend beeinflussen sollten. Sie lernte ein Frauenbild kennen, das anders war als das, was sie von ihrer Mutter vermittelt bekommen hatte.

Die Freundschaft der beiden Frauen sollte 40 Jahre dauern. Die Beziehungen, die Clarkey zu Männern pflegte, zeigten Florence, dass Frauen den Männern gleich sein konnten. Claude Fauriel hatte Hochachtung vor Clarkeys geistigen Fähigkeiten. Er ging in der Rue du Bac ebenso ein und aus wie Julius Mohl, und von allen wurden diese Beziehungen akzeptiert. Florence erwarb sich dadurch den Glauben an die Möglichkeit, dass der Umgang zwischen Mann und Frau weder Leidenschaft einschließen noch öffentliches Ärgernis erregen musste. Dieser Glaube sollte sie ihr ganzes Leben lang begleiten und ihr Weltbild entscheidend prägen.

Die Jahre 1839–1844

Ich bin nicht würdig genug.

Am 5. April 1839 kehrten die Nightingales nach England zurück. Inzwischen war Königin Victoria gekrönt worden. Während der Reise war der schlichte Baustil von Embley Park ins Neo-Gotische abgewandelt worden. Nicht nur mit dem äußeren Erscheinungsbild, sondern auch mit den räumlichen Verhältnissen war Florence' Mutter nun sehr zufrieden. Ihren Plänen, Embley zu einem Zentrum für die intellektuelle und gesellschaftliche Elite ihrer Zeit zu machen, stand jetzt nichts mehr im Wege.

Fanny hegte mehr als zuvor die Hoffnung, dass es für Florence eine blendende Zukunft an der Seite eines Mannes aus gehobenen Kreisen geben würde. Während der Reise hatte sie sehr oft miterlebt, dass Florence Kontakt zu Intellektuellen, zu angesehenen Persönlichkeiten und Politikern geknüpft und die Blicke zahlreicher Männer auf sich gezogen hatte. Zu dieser Zeit ahnten Florence' Eltern nicht, wie es im Innern ihrer Tochter wirklich aussah. Im »Curriculum Vitae« zog sie eine Parallele zu den Versuchungen Jesu in der Wüste, wie sie in den Evangelien (z. B. Matthäus 4,1–11) überliefert sind:

> *In dem gleichen Jahr [1839] wurde ich in London eingeführt. Wir wurden bei Hofe vorgestellt, und unser gesellschaftliches Leben begann.*
> *Es gibt keinen Abschnitt meines Lebens, auf den ich ohne Unbehagen zurückblicken kann. Jahrelang war ich durch die Wüste gewandert und auf der Suche nach Brot, ohne es jedoch zu finden. In Ermangelung von Brot nahm ich dann Steine und aß sie,*

da ich hungrig war. Darauf zeigte man mir den Glanz der Welt, derart, wie er sich üblicherweise Frauen darbietet: Herzen, die zu erobern sind, Bewunderung, die gewonnen sein will. Und ich ging darauf ein. Ich fiel vor Satan nieder und nahm seine Geschenke an. Ich war viel zu stolz, um Bewunderung zu erjagen, aber ich fand Gefallen daran, wenn sie mir zufiel. Überhaupt befriedigte mich so mancherlei, was der Teufel mir zu Füßen legte.

Während Fanny von den gestickten Polstern der Stühle, den Sofas mit rotem Seidendamast und den rehfarbenen Wänden im Salon von Embley schwärmte und voll des Lobes für die wertvollen Teppiche war, schrieb Florence in ihr Tagebuch, dass der Lebensinhalt eines Menschen ihrer Meinung nach wohl kaum darin bestehen könne, »ein teures Haus noch teurer auszustatten«. Florence' Eltern konnten nicht wissen, dass ihre Tochter im Geheimen ein Leben voller Angst und Selbstzweifel führte, denn äußerlich ließ sie sich nichts anmerken. Im Alltag funktionierte sie problemlos. Aber aus ihren persönlichen Aufzeichnungen geht deutlich hervor, dass sie seit der Rückkehr von der großen Reise unglücklich war. Vor allem ihr Gewissen ließ ihr keine Ruhe. Zwei Jahre war es nun schon her, dass Gott zu ihr gesprochen hatte. Warum hatte sie seine Stimme in dieser Zeit nicht noch einmal vernommen? Die Antwort, die Florence sich selbst auf diese Frage gab, war für sie offensichtlich: Sie hatte nicht genug dafür getan, um Gottes Gunst zu erwerben. Während der Reise hatte sie sich vor allem dem Vergnügen hingegeben und sich an der Wirkung ihrer Ausstrahlung erfreut. Der Wunsch nach allgemeiner Bewunderung war immer größer geworden. Gottes Willen hatte sie darüber vergessen. Florence nahm sich vor, sich in Zukunft Gottes Dienstes würdig zu erweisen. Doch noch immer hatte sie keine Vorstellung davon, worin die Lebensaufgabe, die Gott für sie vorgesehen hatte, eigentlich bestehen sollte. In ihr Tagebuch schrieb sie:

Ich verlange nach einer regelmäßigen Beschäftigung, nach etwas Vernünftigem, das des Tuns wert ist, statt meine Zeit mit Nichtigkeiten zu vertreiben.

Vor allem die Tagträume, denen sich Florence seit Kindertagen hingab, sorgten für Selbstzweifel und ständige Schuldgefühle. Hier legt sich die Vermutung nahe, dass die strenge Erziehung der Gouvernante, die Florence in der frühen Kindheit wegen der Tagträumerei oft ermahnte und bestrafte, diesen Konflikt verursacht hat. Mit hoher Wahrscheinlichkeit hat Florence diese Wertvorstellungen verinnerlicht. Ihren Tagebuchaufzeichnungen ist zu entnehmen, dass sie alles versuchte, um dieses – in ihren eigenen Augen – »schwere Laster« zu bekämpfen. Sie betrachtete die Neigung zum Tagträumen als eine große Versuchung und verzweifelte, weil sie bekämpfen wollte, was sich nicht bekämpfen ließ. Immer wieder verfiel sie am helllichten Tag »süchtig« ihrer Traumwelt.

Aus heutiger Sicht lässt sich davon ausgehen, dass sie dieser lebhaften Innenwelt den alternativen Lebensentwurf überhaupt erst zu verdanken hatte. Wahrscheinlich wäre sie sich ihrer Ziele und Wünsche ohne das »Laster« Tagtraum gar nicht bewusst geworden. Und noch unwahrscheinlicher wäre es gewesen, dass sie diese Ziele erreicht hätte.

Auf der Suche nach einer sinnvollen Beschäftigung wandte Florence sich eine Zeit lang der Mathematik zu. Doch ihre Mutter war dagegen. Das Thema führte zu zahlreichen Auseinandersetzungen und einem regen Briefwechsel mit der Verwandtschaft. Die Bestimmung ihrer Tochter bestand nach Meinung von Florence' Mutter in der Heirat. Welchen Nutzen sollte Mathematik für eine verheiratete Frau haben? Notgedrungen gab Florence ihre mathematischen Studien schließlich wieder auf.

Im Sommer 1840 erweiterte sich der Bekanntenkreis von Florence' Mutter durch führende Persönlichkeiten wie Lord Henry John Temple Palmerston, den britischen Staatsmann und Premierminister, und seiner Frau Emily. Die Nightingales lernten auch deren Schwiegersohn Anthony Ashley-Cooper kennen. Dieser Politiker und Philanthrop sollte sich später unter dem Titel Lord Shaftesbury einen Namen machen, indem er sich für Fabrikreformen einsetzte. Er sprach sich gegen die Kinderarbeit in den Kohleminen aus. Sein Hauptinteresse war das Kindeswohl. Vermehrte derartige Beziehungen ihrer Mutter sollten Florence in späteren Jahren bei der Umsetzung von Sozialreformen helfen.

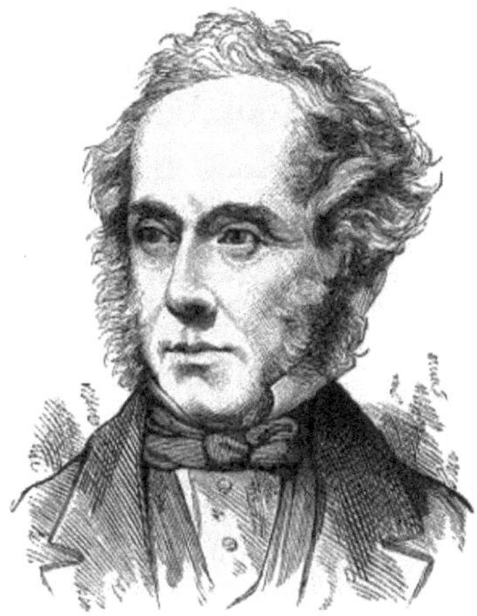

Abb. 7: Lord Henry John Temple Palmerston

1841 gingen die Nightingales wieder nach London und mieteten sich im Burlington-Hotel ein. Dort machten sie Bekanntschaft mit dem preußischen Gesandten Christian Karl Josias von Bunsen und seiner Frau. Bunsen genoss europaweit einen Ruf als Bibelkenner und galt zur damaligen Zeit als einer der besten Ägyptologen der Welt. Die Bunsens waren mit Königin Victoria und ihrem Gemahl, Prinz Albert, eng befreundet.

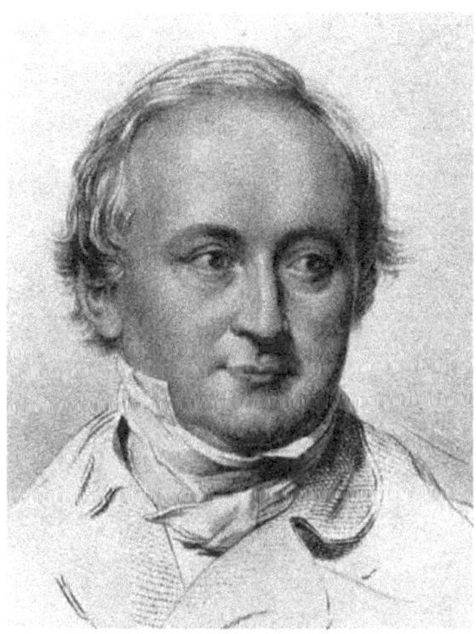

Abb. 8: Christian Karl Josias von Bunsen

Florence begann schon bald, im Haus der Bunsens ein und aus zu gehen. Sie wurde von Bunsen mit »meine liebste und bewunderte Miss Nightingale« angeredet. Er lieh ihr Bücher und unterhielt sich mit ihr über Archäologie und Religion. Florence' Mutter wertete dies als großen Erfolg, aber Florence selbst konnte darüber keine Freude empfinden. In einer Tagebuchaufzeichnung heißt es: »Ich tue alles nur, um bewundert zu sein.« Sie konnte nicht ahnen, dass kurze Zeit später eine noch größere Versuchung in ihr Leben treten sollte. Bei einem Essen, das die Palmerstons gaben, lernte Florence den 33-jährigen Richard Monckton Milnes kennen.

Liebe und Ehe als größte Versuchung

Richard Monckton Milnes entsprach ganz den Vorstellungen, die Florence' Mutter von einem zukünftigen Schwiegersohn hatte. Er verfügte über einen großen Besitz in Yorkshire. Außerdem war er sehr gebildet und belesen. Er förderte und beurteilte junge, aufstrebende Schriftsteller. So gab er zum Beispiel die erste Sammlung von John Keats' Gedichten heraus. Richard freundete sich mit Florence' Eltern und ihrer Schwester Parthenope an. Er begann, für Florence zu schwärmen. Doch zum Leidwesen ihrer Mutter ließ sich Florence von seiner Verehrung nicht berühren, denn all ihre Gedanken und Gefühle galten der notleidenden Bevölkerung.

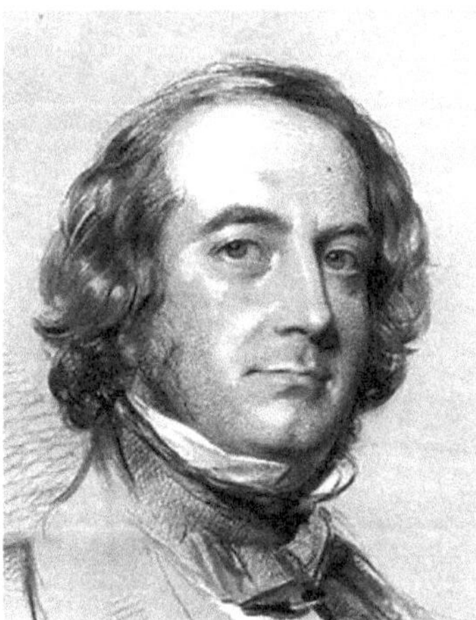

Abb. 9: Richard Monckton Milnes

1842 erzeugte die industrielle Revolution immer mehr Armut und Not. Die Bevölkerung Englands litt zunehmend unter Missernten und Hungersnot. Im Dorf Holloway, das in unmittelbarer Nähe ihres Familiensitzes Lea Hurst lag, erlebte Florence hautnah die Not und die Armut der Weber und Landarbeiter mit. Zum großen Leidwesen ihrer Familie begann sie, sich um die Notleidenden zu kümmern, indem sie ihnen Essen,

Kleidung und Medizin brachte. Es war nicht so, dass Florence' Eltern kein offenes Ohr für die Not der Landbevölkerung gehabt hätten. Im Gegenteil – ihre Mutter veranstaltete Wohltätigkeitsbälle und spendete großzügig Geld und dringend benötigte Güter. Doch ging sie nicht selbst in die Hütten der Armen, während Florence genau darin eine Beschäftigung fand, die sie innerlich erfüllte. Die ständigen Bitten von Florence um Hilfsgüter für die Armen brachten ihre Mutter dazu, an W.E.N zu schreiben: »Wenn wir eine Caritasschwester bekämen, würde Florence uns vielleicht in Frieden lassen.«

»Du bringst uns noch die Seuche ins Haus«, lautete die Ermahnung, die Florence in dieser Zeit von ihrer Familie ständig zu hören bekam. Ihre Eltern fürchteten, dass sie den Schmutz und die Krankheiten, die von den Siechen der unteren Schichten ausgingen, mit nach Hause schleppen könnte. Diese Befürchtung war völlig berechtigt. Infektionskrankheiten waren vor allem dort vertreten, wo es wenig Hygiene gab: in den Unterschichten. Es war Florence' Eltern sehr wohl bewusst, dass Armut und Krankheit in einem engen Zusammenhang standen. Florence' Verhalten führte zu dauernden Diskussionen und Auseinandersetzungen in der Familie. Auf der einen Seite litt Florence sehr unter ihrem Anderssein und hätte gern dem Bild, das sich ihre Mutter von ihr machte, entsprochen. Auf der anderen Seite bedeutete Gott zu dienen für Florence, dass man sich den Menschen in Not zuwandte. Ihre Verzweiflung führte schließlich dazu, dass sie einen regen Briefwechsel mit ihrer tiefreligiösen Tante Hannah Nicholson begann.

Tante Hannah war der Meinung, dass die Vereinigung mit Gott Florence mit dem irdischen Leben aussöhnen würde. Florence begann Tante Hannah zu verehren und wurde ihre Schülerin. Doch ihre und Tante Hannahs Vorstellungen von Gott unterschieden sich in vielen Punkten. Für Florence war die Vereinigung mit Gott kein Endziel, sondern eine notwendige Voraussetzung, um Gottes Werk auf Erden zu tun. Sie war eine Vorbereitung für

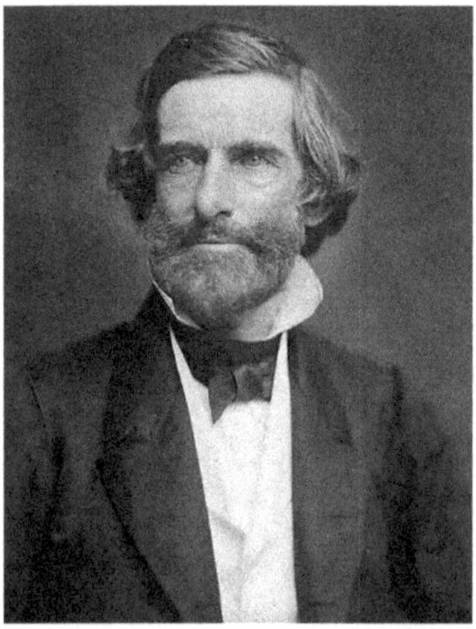

Abb. 10: Dr. Samuel Gridley Howe

das praktische Handeln, auf die Tat. Tante Hannah hingegen glaubte, wenn Florence' Seele einmal mit Gott eins sei, dann werde sie sich auch mit dem Leben aussöhnen, in das sie zu stellen Gott nun einmal gefallen habe. Dann würden sich – so glaubte sie – auch die ewigen Konflikte mit der Familie zum Besseren wenden.

Im Januar 1844 schrieb Florence Tante Hannah von Embley aus sehr lange Briefe. »Wenn ich schreibe, öffnet Dein Verständnis die Schleusen meines Egoismus.« Florence nannte ihre Briefe zwar »Herzensergüsse«, aber einige ihrer Probleme behielt sie dennoch für sich. So schrieb sie Tante Hannah zum Beispiel nichts von ihrer Berufung und ihren Tagträumen.

Das Frühjahr 1844 brachte eine Wende mit sich, als der amerikanische Arzt und Philanthrop Dr. Samuel Gridley Howe als Gast nach Embley kam. Florence fragte ihn unter vier Augen:

> *Halten Sie es für unpassend und ungehörig, wenn eine junge Engländerin sich Werken der Nächstenliebe in Hospitälern und anderswo widmet, wie es die katholischen Schwestern tun? Glauben Sie, das wäre etwas Schreckliches?*

In einem Bericht aus dem Jahr 1844 erinnert sich seine Frau, Julia Ward Howe, an diese Unterredung:

> *Mrs. Bracebridge sprach mir von Florence Nightingale als einem jungen Mädchen, das wahrscheinlich Außergewöhnliches leisten werde; ihre Mutter aber fürchte dies beinahe und würde für ihre Tochter das gewöhnliche konventionelle Leben vorziehen. Der*

Vater sei ein ausgesprochener Liberaler und ein Unitarier. Während wir noch in Atherstone waren, wurden wir eingeladen, einige Tage bei der Familie Nightingale in Embley zuzubringen, und begaben uns dorthin. Wir fanden ein vornehmes Herrenhaus im Stil der Zeit Elisabeths und wurden herzlich empfangen. Die Familie bestand aus den Eltern und zwei Töchtern, die beide geboren waren, während die Eltern in Italien lebten, und Parthenope beziehungsweise Florence getauft waren, weil die eine das Licht der Welt in der Stadt erblickt hatte, deren Namen sie trug, und die andere in Neapel. Von den beiden war Parthenope die ältere; sie war nicht hübsch, aber pikant und unterhaltend. Florence, die jüngere Schwester, war mehr elegant als schön; sie war von großer und anmutiger Gestalt, ihr Antlitz lebhaft und ausdrucksvoll, ihre Unterhaltung äußerst fesselnd. Da sie viel von meines Mannes Bedeutung als Philanthrop gehört hatte, beschloss sie, ihn in einer Angelegenheit um Rat zu fragen, die ihr schon damals am Herzen lag. Sie bat ihn also eines Tages um eine Unterredung am frühen Morgen vor dem Familienfrühstück. Er kam, und sie leitete die erbetene Beratung mit der Frage ein: »Wenn ich mich entschlösse, die Krankenpflege zu lernen und mein Leben diesem Beruf zu widmen, würden Sie das sehr schrecklich finden?« »Keineswegs«, antwortete mein Mann, »ich würde es für eine vortreffliche Sache halten.«

Mehr teilte mir Dr. Howe von dieser Unterredung nicht mit. Wir hörten bald darauf, dass Miss Florence sich dem Beruf ihrer Neigung gewidmet habe; und als viele Jahre später der Krimkrieg ausbrach, gehörten wir zu den Wenigen, die nicht über das Unternehmen erstaunt waren, das ihren Namen weltberühmt machte.

Die Vermutung liegt allerdings nahe, dass Dr. Howe, der aus Amerika stammte, nicht wusste, welche Zustände in englischen Spitälern herrschten. Hätte er Florence sonst diesen Rat gegeben? Florence jedoch brachte dieser Rat auf ihrem Weg ein ganzes

Stück weiter. Endlich, sieben Jahre nach dem Ruf Gottes, erhielt sie Klarheit über ihre Bestimmung. Sie sollte sich um die Kranken in den Spitälern kümmern. Im »Curriculum Vitae« hielt sie fest:

> *Gott hat mich immer mit eigener Hand geführt. Ich entsinne mich keiner bestimmten Predigt oder Situation, die in mir einen besonderen Eindruck hinterlassen hätte. Die erste Idee, die mit der Erinnerung an meine Jugend verbunden ist, bezieht sich jedoch auf den Wunsch, Kranke zu pflegen. All meine Tagträume kreisten um Krankenhäuser und, sooft ich konnte, suchte ich sie auf. Ich sprach mit niemand darüber; man hätte mich doch nur ausgelacht. Doch ich glaubte, Gott habe mich berufen, ihm auf diese Weise zu dienen.*

Krankenpflege setzt Wissen voraus

1845 konnte Florence zum ersten Mal ihre Fähigkeiten als Pflegerin unter Beweis stellen, als Mary Evans Shore, ihre Großmutter väterlicherseits, schwer erkrankte. Florence erhielt von ihrer Mutter die Erlaubnis, sich ganz allein um die Pflege ihrer Großmutter zu kümmern. Als diese bereits auf dem Weg der Besserung war, erkrankte Mrs. Gale, die alte Kinderfrau von Florence und Parthenope. Florence blieb in Lea Hurst und pflegte Mrs. Gale, während ihre Eltern und ihre Schwester den Sommer in Embley verbrachten. Als auch Mrs. Gale nach Embley gebracht werden wollte, erfüllte Florence ihr diesen Wunsch. Als Mrs. Gale eine Woche später starb, kniete Florence neben ihr und hielt ihre Hand.

Nachdem Florence bewiesen hatte, dass sie fähig war, ihre Großmutter und Mrs. Gale selbstständig zu pflegen, veränderte sich die Einstellung ihrer Eltern. Diese begriffen nun, dass sie ihrer Tochter die Pflege von Kranken nicht mehr grundlos verbieten konnten. Als es im Herbst im Dorf viele Kranke gab, erlaubten sie ihr, bei der Pflege mitzuhelfen.

Ein Schlüsselerlebnis, das Florence während dieser Zeit hatte, brachte sie zu der Erkenntnis, dass Krankenpflege Schulung voraussetzt. Florence schrieb an eine Freundin, sie habe in diesem Sommer zusehen müssen,

> *wie eine arme Frau starb, weil sie nur von dummen und ahnungslosen Menschen umgeben war, die ihr nicht helfen konnten.*

Hatte Florence 1844 noch geglaubt, Eigenschaften wie Zartgefühl, Güte und Geduld würden ausreichen, um Kranke zu pflegen, so begriff sie nun, dass dies Wissen und Erfahrung voraussetzte. Wer Kranke pflegen wollte, musste dazu ausgebildet werden. Es reichte nicht aus, wie man zur damaligen Zeit annahm, eine Frau mit den ihr zugeschriebenen geschlechtsspezifischen Eigenschaften wie Fürsorge und Güte zu sein. Man musste auf diese Tätigkeit vorbereitet werden. Doch wie konnte sie die Pflege von Kranken richtig erlernen?

Florence beschloss, für mehrere Monate in das nahegelegene Krankenhaus von Salisbury zu gehen. Der dortige Leiter, der hochbetagte Arzt Dr. Richard Fowler, war gleichzeitig auch der Hausarzt der Nightingales. Einen Besuch der Fowlers in Embley im Dezember 1845 sah Florence als gute Gelegenheit, ihrer Familie von diesem Plan zu erzählen. Doch sie hatte nicht mit der heftigen Ablehnung gerechnet, die ihr Vorschlag auslöste. Parthenope bekam einen Tobsuchtsanfall. Ihre Mutter wollte nichts davon hören und war noch Tage später erregt, weil sie Florence unterstellte, eine geheime Liebschaft mit einem ordinären Wundarzt zu unterhalten. Was sonst könne Florence an einem solch verrufenen Ort wollen, wie ein Spital es war? Was hatte sie dort zu suchen? W.E.N konnte nicht glauben, dass seine Tochter sich für einen so »niedrigen« Beruf interessierte. Er wich der peinlichen Auseinandersetzung aus, indem er sich nach London absetzte. Seiner Verbitterung über die »undankbare Tochter« verlieh er mit den Worten Ausdruck:

Dazu also habe ich sie in Latein, Griechisch, Dichtung und Philosophie unterwiesen, habe ich ihr aufwendige Reisen geboten und ihr in Paris die kostbarsten Kleider gekauft. Eine so reizende und vielversprechende Tochter! Die niedrigen Dienste sollte sie anderen überlassen.

W.E.N tröstete sich damit, dass wenigstens Parthe nicht so verschroben war. Am peinlichsten war die Situation für Dr. Fowler und seine Frau. Sie versuchten, die Nightingales zu beruhigen, und als sie merkten, dass hier alle Mühe vergebens war, zogen sie sich zurück.

Diese heftige Reaktion der Nightingales wird verständlich, wenn man sich verdeutlicht, dass in England zur damaligen Zeit für die Krankenpflege nur die einfachsten Leute herangezogen wurden, Menschen, denen der Ruf anhaftete, ohne Anstand und Sitte zu sein. Das sogenannte Wärterpersonal (warten im Sinne von aufwarten und bedienen), wie die Menschen, die Kranke pflegten, bezeichnet wurden, bestand aus ungebildeten Personen, die der untersten Klasse der Gesellschaft angehörten und für wenig Geld hart arbeiten mussten. In Schriften, die zur damaligen Zeit über die Krankenpflege verfasst wurden, hieß es, dass »eine Wärterin oft 20–25 einzelne, mitunter noch mehr Patienten zu betreuen« habe. Ein Krankenhaus mit über 300 Betten beschäftigte in der Regel nur ein Dutzend Pflegepersonen. Hinzu kam, dass Unzucht, Unsittlichkeit und Alkoholismus unter den Pflegerinnen weit verbreitet waren. Auch die Lebensbedingungen des Wärterpersonals waren äußerst schlecht. Bei vielen reichte das Einkommen nicht für eine eigene Wohnung. In einem Brief vom 29. Mai 1854 schrieb Florence an eine Freundin:

Die Pflegerinnen schliefen in einer Art Holzgestell außen vor den Stationen, wo eine Frau mit Charakter unmöglich die Augen schließen würde.

Der deutsche Arzt Dr. Johann Friedrich Dieffenbach schrieb 1832 in seiner »Anleitung zur Krankenwartung«:

> *Es ist ein wahrer Jammer anzusehen, welche Menschen man als Krankenwärter und Wärterinnen anstellt. Jeder Alte, Versoffene, Triefäugige, Blinde, Taube, Lahme, Krumme, Abgelebte, jeder, der zu nichts in der Welt mehr taugt, ist dennoch nach der Meinung der Leute zum Wärter gut genug. Menschen, die ein unehrliches Gewerbe getrieben haben, Faulenzer, Taugenichtse, alle die scheinen vielen noch außerordentlich brauchbar als Krankenwärter.*
> *So ist denn dieser schöne, edle Beruf in Verruf gekommen. Man suche Krankenwärter, und welcher Auswurf der Menschheit sammelt sich da, und wie wenig ehrbare, brave, tüchtige Menschen.*

Er schrieb dies aus der Sicht eines um Reformen bemühten Arztes, der vor allem die Notwendigkeit einer geordneten Pflegeausbildung begründen wollte.

Die exemplarische Verkörperung einer Krankenwärterin aus dieser Zeit ist, wie wir schon gesehen haben, die Gestalt der Sarah Gamp, die Charles Dickens in seinem Roman »Martin Chuzzlewit« nach einem realen Beispiel beschreibt.

Mrs. Gamp war Privatpflegerin, Krankenwärterin, Hebamme und Totenfrau in einer Person. In der Regel konnte sie sich selbst kein Zimmer und erst recht keine eigene Wohnung leisten und war deshalb ständig auf der Suche nach einem Schlafplatz. Sie nächtigte in den Spitälern und nahm den Kranken sogar das Kopfkissen weg, um sich selbst besser zu betten. Die Gegenwehr ihrer Schützlinge beantwortete sie mit roher Gewalt. Ihr Markenzeichen war ein großer Regenschirm, mit dem sie anrückte, auf den schäbigen Kleidern reichlich Spuren von Schnupftabak. Wohin sie kam, roch es stets nach Alkohol.

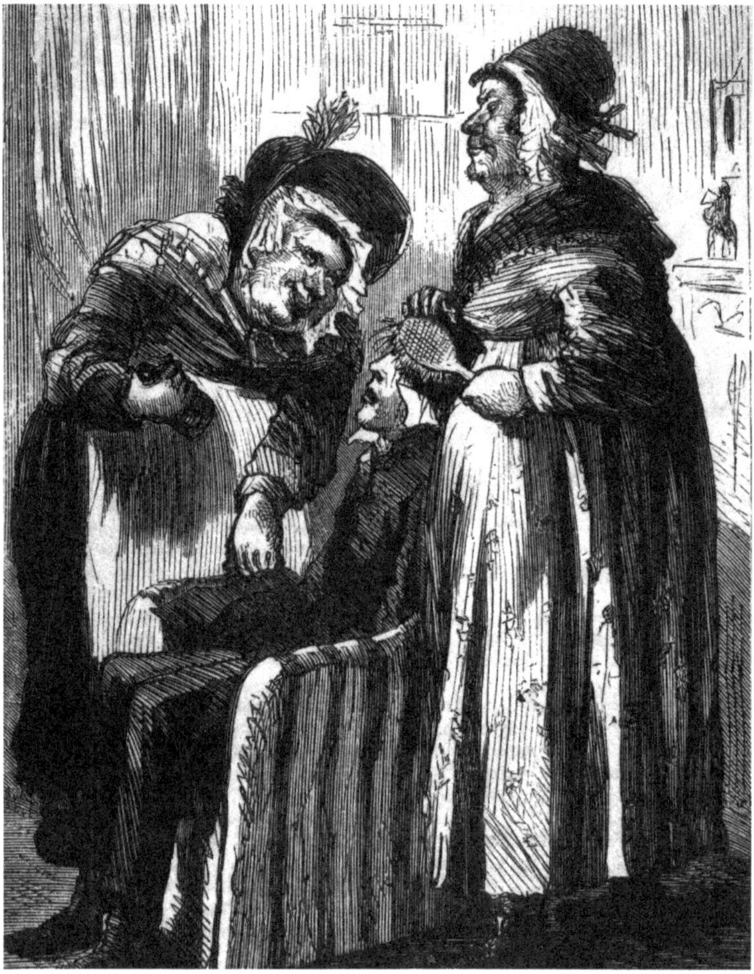

Abb. 11: »Mrs. Sarah Gamp« (links im Bild)
Zeichnung von Solomon Eytinge Jr., 1867

Wen wundert es also, dass die Nightingales Florence ihre Zustimmung zur Krankenpflege versagten? Jahre später begann Florence ihre Mutter in dieser Hinsicht zu verstehen, wie sich dem »Curriculum Vitae« entnehmen lässt:

Vor sechs Jahren unternahm ich einen verzweifelten Versuch, als Pflegerin in einem englischen Krankenhaus Aufnahme zu finden, und in den folgenden Jahren wandte ich mich an alle Hospitäler der Umgebung – vergebens. Überdies versetzte der bloße Gedanke daran meine Mutter in Angst und Schrecken. Heute muss ich zugeben, dass ich es verstehe, wenn eine Mutter ihre Tochter nicht gern als Pflegerin in einem englischen Krankenhaus sehen mag. Wie dem auch sei, meinen Bemühungen war ohnehin kein Erfolg beschieden.

Die Nightingales gingen, wie es für Menschen aus wohlhabenden Gesellschaftsschichten üblich war, nicht ins Spital, sondern ließen den Arzt zu sich nach Hause kommen. Alles, was einem Arzt zur damaligen Zeit an Heilkunst möglich war, konnte in einer Wohnung vorgenommen werden. Selbst Gliedmaßen wurden dort amputiert. Aus diesem Grund gab es in Spitälern damals häufig noch nicht einmal einen Operationssaal. Zudem war der Anteil der Analphabeten sehr hoch, sodass die Wärterinnen oft keine »belehrenden Schriften« lesen konnten, aus denen hervorging, wie man Kranke richtig pflegte.

»Ich studierte Krankenhäuser«

Zu den wenigen Menschen in Florence' sozialem Umfeld, die ihr Interesse für Krankenhäuser nachvollziehen konnten, gehörte Lord Ashley. Der Druck, den die Familie auf Florence ausübte, um ihr diese »Pflegeidee«, wie sie es nannten, auszutreiben, nahm stetig zu. Lord Ashley riet ihr deshalb dazu, sich zunächst einmal theoretisch mit Krankenhäusern zu beschäftigen, um den Familienkonflikt nicht noch zu verstärken. In der Zeit zwischen 1844 und 1848, den »hungrigen 40er-Jahren«, wurden zum Thema Spitäler viele Schriften veröffentlicht. Florence griff die Idee dankbar auf und begann heimlich damit, diese Druckschriften zu studieren bzw. auszuwerten.

Sie stand in den frühen Morgenstunden auf, wenn alle anderen im Haus noch schliefen, wickelte sich in eine Decke, zündete sich eine Kerze an und begann mit ihren Studien. Auf diesem Weg entwickelte sich Florence mehr und mehr zu einer Expertin in Sachen europäischer Hospitäler. Auch gelang es ihr, so die Rolle der Studentin und die der braven, angepassten Tochter zu vereinen. Sie bat die Mohls in Paris und die Bunsens in Berlin darum, ihr Unterlagen über Hospitäler in Frankreich und Deutschland zu besorgen, um sich einen breiten Überblick zu verschaffen. Florence stellte dabei Unterschiede in der Verwaltung und Organisation fest. Zum Beispiel nahmen längst nicht alle Krankenhäuser Angehörige jeder Konfession auf. Sie ermittelte das durchschnittliche Alter der Patienten. Gab es Aussichten auf Heilung? Wie hoch war die Sterblichkeitsrate? Wie viele Krankenzimmer gab es und wie viele Betten standen darin? Warum hielten sich die Patienten überhaupt im Krankenhaus auf? Welche Diagnosen wurden bei ihnen gestellt? Wie lange dauerte die Behandlung und wer kam für die Kosten auf? Waren alle Betten in der Anstalt ausgelastet? Waren die Krankenabteilungen in einem großen Gebäude untergebracht oder in mehreren kleinen? So ermittelte Florence statistische Werte über die Struktur und die Verwaltung von Hospitälern.

Entscheidung gegen die Ehe

Im Oktober 1846 erhielt Florence von Baron Bunsen das »Jahrbuch der Diakonissenanstalt in Kaiserswerth«, und sie begriff, dass Kaiserswerth ihre Berufung war. Anzunehmen ist, dass es sich bei dem »geheimen Jahrbuch« um den »Neunten Jahresbericht für die Zeit vom 1. Januar 1845 bis 1. Januar 1846« gehandelt hat. Im Vorwort heißt es:

Auf 9 zurückgelegte Jahre blickt unsere Diakonissenanstalt zurück. Das Werk hat sich mächtig unter unseren Händen vermehrt, wir wissen selbst nicht, wie. Die Lasten und Sorgen freilich nicht minder. Dennoch dürfen wir fröhlich und dankend zum 9ten Male ein Eben Ezer (übersetzt: Stein der Hilfe Gottes) aufrichten. Ja, bis hierher hat der Herr geholfen!

Die Bedenken, die Florence' Familie gegen den Pflegeberuf hatte, ließen sich nicht auf Kaiserswerth und die dortige Diakonissenanstalt übertragen. Bei den Diakonissen handelte es sich um gläubige und gottesfürchtige Frauen. Sie hatten sich den Kranken und Bedürftigen aus christlicher Nächstenliebe zugewandt. Pastor Theodor Fliedner, der das Werk gegründet hatte, stand ebenfalls fest im Glauben. Die öffentliche Wertschätzung, die der Anstalt zuteil wurde, war sehr hoch. Angesehene Persönlichkeiten statteten dort einen Besuch ab. Im »Neunten Jahresbericht« heißt es dazu:

Unter den vielen Besuchern der Anstalt durften wir uns freuen, auch Ihre Hoheiten, die Herzogin von Anhalt-Bernburg und den Prinzen von Holstein-Glücksburg, Se. Durchl. den Fürsten von Schönburg-Waldenburg, Se. Exc. den Preußischen Gesandten zu London, Geh. Rath Dr. Bunsen, den Oberpräsidenten unserer Rheinprovinz, Hrn. Eichmann zu sehen. Auch verhinderte nur ein Sturm auf dem Rhein verflossenen Sommer Ihre Majestäten, den König und die Königin, die der Anstalt einen gnädigen Besuch zugedacht, hier zu landen und ihr Vorhaben auszuführen.

Florence war von Kaiserswerth begeistert und schrieb in ihr Tagebuch:

Dort ist meine Heimat, dort sind alle meine Brüder und Schwestern am Werk. Dort ist mein Herz, und eines Tages hoffe ich, ganz dort sein zu können.

Allerdings verbarg Florence ihr Interesse an dem Jahresbericht vor ihrer Familie und las nur heimlich darin. Vor allem, wenn ihr das eigene Leben wieder einmal sinnentleert erschien und sie – wie sie es nannte – »Erfrischung« suchte. Im Juli 1846 schrieb sie in ihr Tagebuch:

> *Was habe ich in den letzten 14 Tagen geleistet? Ich habe Mutter einige Kapitel vorgelesen, sieben Lieder auswendig gelernt, einige Briefe geschrieben, bin mit Papa ausgeritten und habe acht Besuche gemacht. Das ist alles.*

Im Oktober 1846 machte Richard Monckton Milnes ihr in London einen Heiratsantrag. Florence erbat sich Bedenkzeit. Ihre Mutter wurde immer ungeduldiger und zunehmend verärgert. Hinzu kam, dass Julius Mohl und Clarkey mittlerweile verheiratet waren. Florence befand sich in einem inneren Zwiespalt. Sollte sie dem Thema Ehe tatsächlich für immer den Rücken kehren?

Zu dieser Zeit kam Florence über Clarkey in Kontakt mit dem Ehepaar Selina und Charles Holt Bracebridge, das in der Nähe von Embley wohnte. Selina Bracebridge war fast 20 Jahre älter als Florence. Aus heutiger Sicht würde man sie als eine Intellektuelle mit künstlerischen Neigungen bezeichnen. Die Bracebridges waren finanziell unabhängig und unternahmen leidenschaftlich gern Reisen. Florence' Gesundheit war angeschlagen und der Hausarzt äußerte den Verdacht, sie könne an Lungentuberkulose leiden. Die Bracebridges, die den Winter in Rom verbringen wollten, luden Florence ein, mitzufahren. Ein langer Aufenthalt im Süden galt zur damaligen Zeit als beste Therapie bei Tuberkulose. Selina Bracebridge vermittelte Florence vor allem das Gefühl, von ihr als Mensch geschätzt und akzeptiert zu werden. Wie sehr Florence dieses Gefühl offenbar bis dahin hatte entbehren müssen, zeigt der Umstand, dass sie sich im Lauf der Zeit Selina Bracebridge immer enger anschloss. In einer persönlichen Aufzeichnung vom November 1846 heißt es:

Schon die Tatsache, dass es einen Menschen gibt, der meine Gedanken nicht für bloße Hirngespinste hält, gar nicht wert, darüber zu reden, der mich nicht für ein phantastisches, verwöhntes Kind ansieht, diese Tatsache allein verändert die Welt für mich.

Die Bracebridges wurden Freunde der Nightingales. Selina Bracebrigde erhielt von ihnen den Spitznamen »Sigma« nach dem griechischen Buchstaben S. Die Nightingales spielten mit dieser Namensgebung auf die Leidenschaft für Griechenland an, die die Bracebridges hegten. Die Beziehung zu Sigma wurde für Florence immer wichtiger. »Ich möchte wissen, ob es ihr klar ist, was sie für mein Leben bedeutet«, schrieb sie im November 1846 in ihr Tagebuch. Und im Frühjahr 1847 notiert sie:

Ich stellte mir vor, Sigma sei immer bei mir, wartete beständig auf mich, schön, freundlich und liebevoll.

Sie erfand imaginäre Zwiegespräche mit Sigma und schrieb diese in ihrem Tagebuch nieder. Diese Dialoge waren so persönlich, dass niemand, noch nicht einmal Sigma, sie lesen durfte. Florence versuchte auf diesem Weg, ihr seelisches Gleichgewicht zu erhalten, das sie zu verlieren drohte. Der Müßiggang, zu dem sie von ihrer Familie verdammt wurde, setzte ihr mehr und mehr zu. Im engeren Familienkreis häuften sich mittlerweile Fälle von Wahnsinn:

Ich sehe so viele meiner Art, die verrückt geworden sind, weil sie nichts zu tun hatten. Tante Evans, Tante Patty.

Immer öfter fragte sich Florence, ob auch sie eines Tages aufwachen und Anfälle haben würde. Die Tagträume gewannen mehr und mehr an Macht über sie. Das Angebot der Bracebridges, den Sommer in Rom zu verbringen, erschien ihr unter den gegebenen Umständen wie eine »Rettung«. Am 27. Oktober 1847 brachen sie auf – und schlagartig änderte sich Florence' Stimmung. »Oh, wie glücklich bin ich! Keine Zeit meines Lebens habe ich mehr genossen als die Zeit in Rom«, schrieb sie in ihr Tagebuch.

Da ihr das Ehepaar Bracebridge größere Freiheiten ließ, als sie dies von zu Hause gewohnt war, konnte sie die Zeit sogar nutzen, um in Rom Krankenhäuser zu besichtigen. Ihre Tagträume nahmen vermutlich schon allein deshalb ab, weil sie die Dinge, von denen sie normalerweise nur träumte, in der Wirklichkeit erleben durfte. Ohne die ständigen Ermahnungen ihrer Mutter fühlte sie sich frei und beschwingt. Sie konnte ihrer Lebensfreude Luft machen. Wen wunderte es, dass sie unter diesen Umständen auch körperlich rasch gesundete? Cecil Woodham-Smith berichtet über diese Zeit:

> *Sie kaufte Kastanien bei einem Straßenhändler, wickelte sie in ihr Taschentuch und ging den ganzen Weg bis zur Villa Melbina zu Fuß, essend und plaudernd; dort blieb sie, um den Sonnenuntergang anzusehen, dann rannte sie heim und kam zu spät zum Essen. Und kein Mensch schalt sie.*

Auf Menschen der heutigen Zeit muss das, was Florence mit den Bracebridges in Rom erleben durfte und als Freiheit empfand, wie ein ganz normales Alltagsleben wirken. Im damaligen London allerdings hätte sich Florence ein solches Verhalten in der Öffentlichkeit nicht erlauben dürfen.

Sidney und Elizabeth Herbert

Im Winter 1847 begegnete Florence in Rom Sidney Herbert und seiner Frau Elizabeth, die auf ihrer Hochzeitsreise waren. Sidney Herbert war der jüngere Sohn eines britischen Politikers, des elften Earl of Pembroke, der knapp drei Jahrzehnte im House of Commons saß und verschiedene Staatssekretärs- und Minister-

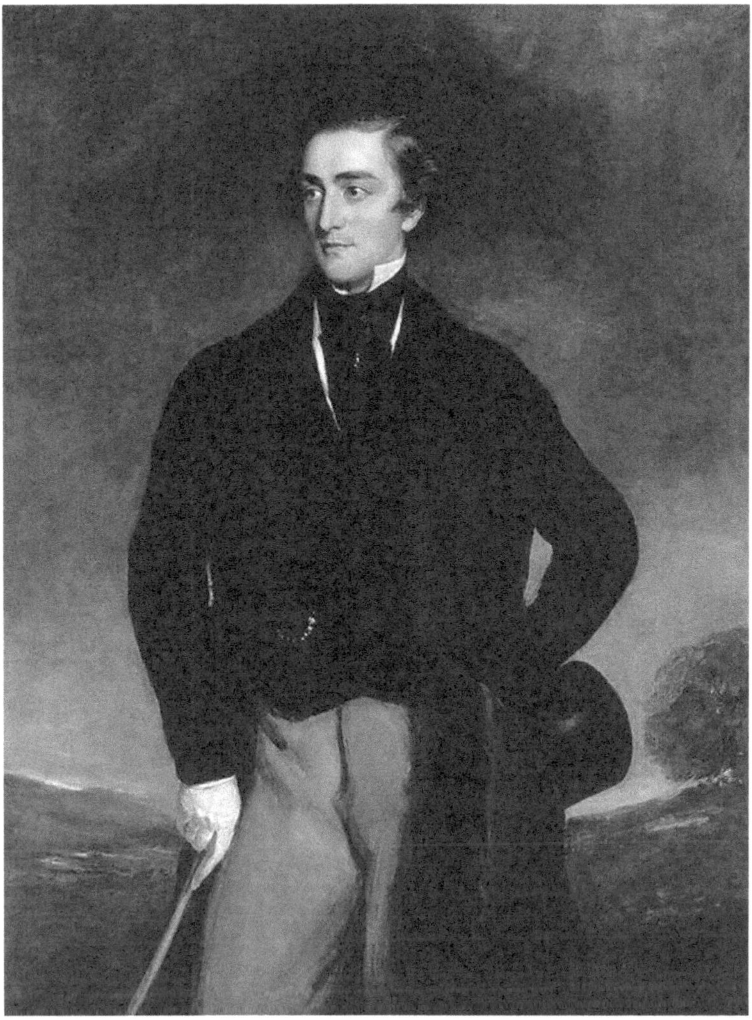

Abb. 12. Sidney Herbert

posten innehatte. Seine Frau Elizabeth, geboren als Mary Elizabeth Ashe à Court, stammte aus der hohen viktorianischen Gesellschaft und war eine einflussreiche Philanthropin.

Als Sidney Herbert und Florence einander zum ersten Mal begegneten, war er bereits ein Politiker, der großen Einfluss hatte. Seit über einem Jahrzehnt gehörte er dem Unterhaus an und übte zahlreiche Ämter aus. Seine Frau unterstützte ihn bei der Umsetzung seiner Pläne. Die Herberts waren fromme Christen, die ihr Leben Werken der Wohltätigkeit widmeten und versuchten, die Lebensbedingungen der Armen zu verbessern. Auch stellte Sidney Herbert einen großen Teil seines Vermögens karitativen Zwecken zur Verfügung. Als Politiker war er stets darauf bedacht, soziale Missstände zu verbessern. Die Herberts fühlten sich sofort von Florence angezogen, und es entwickelte sich schnell ein vertraulicher Umgang miteinander.

Sidney Herbert wird von der Nightingale-Biografin Cecil Woodham-Smith als »erstaunlich gutaussehend« beschrieben:

> *Er war groß gewachsen und sein Gesicht war angenehm anzuschauen. Seine Haare waren wie lichtes Gold, dicht und wellig. Er war ein ausgezeichneter Schütze, ein bemerkenswerter Reiter und mit Leidenschaft dabei, wenn es mit der Meute zu jagen galt.*

Doch er befand sich in einem inneren Konflikt. Seine politischen und gesellschaftlichen Erfolge bedeuteten ihm wenig. Er wünschte sich Ruhe und hätte für sein Leben gern mehr Zeit in Wilton bei Salisbury (Wiltshire) verbracht, dem Ort, von dem er behauptete, dass er ihn »liebte, als wäre er ein Mensch«. Doch dazu hatte er keine Möglichkeit, denn immer mehr Ämter wurden ihm übertragen und er konnte sich dem nicht entziehen. Er empfand sein öffentliches Leben und den andauernden Druck, der auf ihm lastete, als unerträglich.

Die Begegnung zwischen Florence und Sidney Herbert sollte schicksalhaft werden. Doch während Florence, die Bracebridges und die Herberts in Rom gemeinsam Ausflüge unternahmen und Bildergalerien und Kirchen besuchten, war davon noch nichts zu spüren. Florence bemerkte über Sidney: »Er ist der Mann mit der schnellsten und genauesten Auffassungsgabe, der mir je begegnet ist.« Während eines gemeinsamen Ausrittes erwähnte Sidney Florence gegenüber Kaiserswerth. Vier Jahre später sollten beide gemeinsam Gäste von Pastor Fliedner sein, doch das konnten sie zu diesem Zeitpunkt noch nicht ahnen.

Zu dem Kreis, der sich in Rom um die Herberts gebildet hatte, gehörten u. a. der Erzdiakon Dr. Henry Edward Manning und Mary Stanley, die Tochter von Edward Stanley, dem späteren Bischof von Norwich, und Schwester von Arthur Penrhyn Stanley, dem Dekan von Westminster.

In Rom, während einer Andacht im Petersdom, wurde Florence' selbstlose Hilfsbereitschaft gegenüber notleidenden und armen Menschen sehr deutlich. Sie begegnete dort dem Mädchen Felicetta Sensi, einem römischen Waisenkind. Obwohl die Bracebridges ihr dringend davon abrieten, dem Kind zu helfen – sie vermuteten einen Betrug, um an Geld zu kommen –, gab Florence ihren Plan nicht auf, in Zukunft für die Bildung des Mädchens aufzukommen. Sie überreichte einer Nonne Geld, um damit einen Platz in einer Klosterschule finanzieren zu lassen. Nachdem sie wieder in England war, sandte Florence regelmäßig Geld nach Rom, um die Ausbildung von Felicetta Sensi fortsetzen zu lassen.

Tiefe Eindrücke gewann sie im Kloster der »Dames du Sacré-Coeur« an der Kirche Santa Trinità dei Monti, wo sie sich eine Zeit lang täglich aufhielt. Die Schwestern dort unterhielten eine Waisenhausschule. Florence erhielt nicht nur Einblick in die Arbeit, sondern auch jede Menge Anregungen. Sie machte im Kloster zehntägige Exerzitien. Am Schluss dieser geistlichen Übungen glaubte sie wieder Gottes Stimme zu hören, die von ihr forderte, ihren Willen Gott völlig zu unterwerfen.

Rückkehr nach England

Im April 1848 verließen Florence und die Bracebridges Rom, um nach England zurückzufahren. Nach ihrer Rückkehr sehnte sich Florence noch stärker als zuvor nach Kaiserswerth. Doch hatte sie jetzt Grund zu der Annahme, die Erfüllung ihres größten Wunsches sei in greifbare Nähe gerückt. Die Herberts hatten nämlich nichts gegen Kaiserswerth einzuwenden und die Bunsens wollten sogar ihre Tochter dort ausbilden lassen. Florence war sich sicher, dass ihre Mutter ihre Einwilligung geben würde. Konnte sie etwas ablehnen, mit dem sich die Herberts und die Bunsens einverstanden erklärten?, fragte sich Florence.

Im Sommer 1848 bot sich ihr eine gute Gelegenheit, das Vorhaben endlich in die Tat umzusetzen. Parthenope, die schon seit längerer Zeit an einem Nervenleiden erkrankt war, sollte eine Kur im böhmischen Karlsbad machen. Die übrige Familie wollte in dieser Zeit nach Frankfurt fahren, um dort Bekannte zu treffen. Florence wollte währenddessen die Diakonissen in Kaiserswerth aufsuchen. Doch politische Unruhen – die Revolution von 1848 – deuteten sich an, sodass W.E.N es für ratsamer hielt, in England zu bleiben. Die Familie fuhr nicht nach Karlsbad, sondern nach Malvern (Worcestershire). Florence schrieb in ihr Tagebuch:

> *Mein Gott, was soll ich tun? Lehre mich, unterweise mich. Ich kann nicht noch länger warten und nur davon träumen, wie die Veränderung beschaffen sein könnte.*

Ihre Verzweiflung steigerte sich. Sie fühlte sich vor Gott schuldig, weil ihr der Durchbruch zu einer sinnvollen Tätigkeit nicht gelingen wollte und sie die Eltern offenbar nicht von ihrer Berufung überzeugen konnte. Um sich abzulenken, wandte sie sich der Pflege der Kranken von Wellow zu, einem Dorf in der Nähe von Embley. Natürlich durfte die Familie, deren Furcht vor Ansteckung nach wie vor sehr groß war, auf keinen Fall davon erfahren.

Die Ballsaison in London begann und damit das – wie Florence es nannte – »sinnentleerte Leben«. Am 2. Juli 1849 schrieb die 29-Jährige in ihr Tagebuch:

> *Wenn man jedoch die Augen offenhält, offenbart schon der Blick in die nächste Seitenstraße, dass das Leben anders ist, als man dir vorgaukelte. Blicke doch nur, wenn du zu einer Party vorfährst, in die Gesichter der Menschen, die sich links und rechts an dir vorbeischieben. Weicht man nicht unwillkürlich zurück, um sich zu sagen: »Das sind meine Brüder und Schwestern?«*

Hinzu kam, dass Richard Monckton Milnes sich nun nicht mehr länger hinhalten ließ. Er wollte von Florence endgültig wissen, ob sie ihn heiraten würde. Sie stand vor einer schwerwiegenden Entscheidung. Ihr Wunsch, ja ihr Verlangen nach Anerkennung, nach Liebe und Geborgenheit stand im starken Kontrast zu dem Wunsch, sich ungeteilt dem Dienst an Notleidenden zu verschreiben. Sie fürchtete, dass eine Ehe mit Richard zur Fortschreibung der vertrauten Konventionen der High Society werden würde. Das innere Ringen um die richtige Entscheidung wird in Florence' Tagebuchaufzeichnungen deutlich:

> *Ich wäre an ein Leben gefesselt, das nur die Fortsetzung, wenn nicht gar Steigerung meines jetzigen wäre, noch dazu ohne Hoffnung auf einen Wandel. Willentlich würde ich mir den Weg abschneiden, mir jeweils ein wahres und reiches Leben aufzubauen, und das käme mir wie Selbstmord vor.*

Der Idealfall kam in Florence' Tagträumen zum Ausdruck, in denen Richard ihre Hand ergriff und mit ihr gemeinsam nach Kaiserswerth ging. Sie stellte sich vor, dass die Zweisamkeit mit dem geliebten Menschen ihr zugleich Raum und Zeit für einen gemeinsamen Plan bot, nämlich anderen Menschen gegenüber fürsorglich zu sein. Aber davon, Berufung und Ehe miteinander in

Einklang zu bringen, konnte Florence nur träumen. Im »Curriculum Vitae« heißt es:

> *Später verblieb mir dann nur, den Sprung in den Abgrund zu wagen, und ich hätte ihn riskiert. Doch Gott bewahrte mich. Dabei war die Ehe nie eine echte Versuchung für mich gewesen. Ja ich hasste geradezu die Vorstellung, für immer an ein Leben der gesellschaftlichen Konvention gebunden zu sein, und nur eine solche Ehe bot sich mir. Doch niemals hatte ich die Hoffnung aufgegeben, schließlich doch noch ein erfüllteres Leben zu gewinnen. Aber dann bot sich eine Heirat, die in jeder Weise den Ehrgeiz meiner Mutter befriedigen konnte: im Hinblick auf Intellekt, Stellung, Beziehungen, und was sich sonst an Vorzügen aufzählen lässt. Nicht, dass sie jemals versuchte, mich zu beeinflussen. Ich selbst geriet in Versuchung – nach all den Jahren des Widerstrebens. Konnte es einen bequemeren Ausweg aus all meinen Schwierigkeiten geben? Es stand mir frei, mich nach eigenem Ermessen zu entscheiden. Ein Zufall ersparte mir jedoch diesen Schritt. Ich möchte glauben, dass Gott selbst mich davor bewahrte, mich vom Tempel zu stürzen.*

Zum Entsetzen ihrer Eltern wies sie Richard Monckton Milnes endgültig ab.

Die Reise nach Ägypten

Florence litt unter dem Verlust von Richards Liebe und unter den Vorwürfen der Mutter, die nicht verstehen konnte, warum die Tochter sich so verhielt. In ihren persönlichen Aufzeichnungen heißt es:

Seit ich ihn abgewiesen habe, ist kein Tag vergangen, an dem ich nicht an ihn gedacht hätte. Ohne das Gefühl seiner Zuneigung ist der Tag trostlos für mich.

Florence litt so stark unter diesem Konflikt, dass sie ein ums andere Mal ohnmächtig wurde. Zunehmend verschlechterte sich ihre körperliche und geistige Verfassung. In dieser schlimmen Situation kam ihr wieder einmal der Zufall zu Hilfe. Die Bracebridges wollten ein zweites Mal verreisen, dieses Mal nach Ägypten und Griechenland. Sie luden Florence zum Mitreisen ein. Obwohl Florence' Familie im Prinzip damit nicht einverstanden war, erteilte ihre Mutter ihr am Ende doch die Zustimmung. Sie hoffte, dass die Luftveränderung ihr guttun und sie auf den rechten Weg zurückbringen werde, was ihrer Wertvorstellung nach bedeutete: Florence sollte während der Reise ihre Entscheidung, Richard den Laufpass zu geben, noch einmal gründlich überdenken. Im »Curriculum Vitae« heißt es:

Vor zwei Jahren stimmte meine Mutter zu meiner großen Überraschung dem Plan zu, mit einem befreundeten Ehepaar nach Ägypten zu reisen. Auf dem Rückweg war es mir, was ich kaum zu hoffen gewagt hatte, vergönnt, Kaiserswerth einen Besuch abzustatten. Wäre ich in Begleitung irgendwelcher anderen Freunde gewesen, so hätte ich diesen Abstecher nicht machen können. Sechs Jahre zuvor hatte ich einen Bericht über Kaiserswerth erhalten. Seitdem war es immer mein Wunsch gewesen, nach dort zu gelangen. Doch sooft die Gelegenheit greifbar nahe war, entglitt sie mir wieder.

Florence' Stimmung war gedrückt, als sie die Reise antrat. Sie sah für sich nur noch drei mögliche Wege: sich zu verheiraten, sich der schönen Literatur zuzuwenden oder ihr Leben in der Krankenpflege zu verbringen. Selbst die interessantesten Reiseeindrücke konnten sie nicht von ihren selbstquälerischen Gedanken befreien, wie die Einträge in ihrem Reisetagebuch zeigen:

> *12. Januar: Mit der Reisegesellschaft nach Jenab gefahren, aber ich habe mir alles mit Träumen verdorben. Über mich und über die Wirkung Ägyptens auf mich enttäuscht. Rom war besser.*

> *16. Februar: Wo war ich die ganze Zeit? – In meinen Träumen. Selbst Karnak kann mich jetzt nicht retten.*

Am 22. Februar 1849 glaubte sie, auf den Stufen der Säulenhalle in Karnak, der größten Tempelanlage Ägyptens, etwa 2,5 Kilometer nördlich von Luxor und direkt am östlichen Nilufer, abermals Gottes Stimme zu vernehmen. Es blieb zunächst offen, was genau Gott zu ihr gesprochen hatte. Anfang März hörte sie diese Stimme noch einmal und beschrieb das Ereignis in ihrem Reisetagebuch wie folgt:

> *7. März: Heute Morgen rief Gott mich wieder und fragte mich, ob ich das Gute nicht allein um seinetwillen tun wolle, um seinetwillen allein, ohne selbst Ruhm davon zu genießen?*

> *9. März: Während einer halben Stunde, die ich in meiner Kabine allein war, habe ich diese Frage mit Gott bereinigt.*

> *1. April: Konnte nicht ausgehen, verlangte aber nichts anderes, als dass alles nach dem Willen Gottes gehe.*

Die seelischen Strapazen wirkten sich mehr und mehr auf das körperliche Wohlbefinden aus:

> *9. Mai: Ich vermochte nicht einmal, ein paar Minuten lang ein Muster zu zeichnen, ohne ohnmächtig zu werden.*

Drei Tage später wurde Florence 30 Jahre alt. Aus ihren Tagebuchaufzeichnungen geht hervor, dass sie sich vornahm, ihrem Leben fortan eine klare Richtung zu geben:

> *12. Mai: Heute bin ich dreißig. In diesem Alter begann Christus seine öffentliche Wirksamkeit. Auch für mich nun keine Kindereien mehr! Keine Liebe, keine Heiratspläne. Herr, lass mich jetzt nur an Deinen Willen denken, was Du mir zu tun gebietest! Dein Wille, o Herr, Dein Wille!*
>
> *21. Mai: Nun bin ich dreißig. Ich hatte geglaubt, dass ich in diesem Alter meine Aufgabe in Kaiserswerth erfüllt hätte ... Nun lass mich nur den Willen Gottes erfüllen, lass mich nicht Großes um meiner selbst willen begehren!*

In Alexandria verbrachte sie viel Zeit bei den Schwestern des heiligen Vinzenz von Paul. Sie rühmte den Fleiß der Vinzentinerinnen bei der Betreuung der Waisen und Kranken mit den Worten: »Es waren nur neunzehn Schwestern da, aber sie schienen die Arbeit von neunzig zu machen.«

Da Tiere sich positiv auf ihr Gemüt auswirkten, reiste Florence mittlerweile mit zwei Schildkröten, einer Zikade und einer kleinen Eule im Gepäck, der sie den Namen »Athena« gegeben hatte. Der Vogel war in Athen von griechischen Straßenjungen mit Steinen beworfen worden, aus deren Gewalt Florence sie sprichwörtlich im letzten Moment retten konnte.

Sigma, der Florence' Verzweiflung nicht entgangen war, wollte ihr endlich ihren sehnlichsten Wunsch, Kaiserswerth zu besichtigen, erfüllen. Sie schlug vor, nach Düsseldorf zu fahren, um dort Bekannte zu besuchen. Sie setzten über das Mittelmeer und durchquerten die griechische Halbinsel und den osmanisch beherrschten Balkan. Von dort gelangten sie nach Wien und weiter nach Prag. Beide Städte waren seit 1845 mittels einer durchgehenden Eisenbahnlinie verbunden. Von Prag fuhren sie nach Ber-

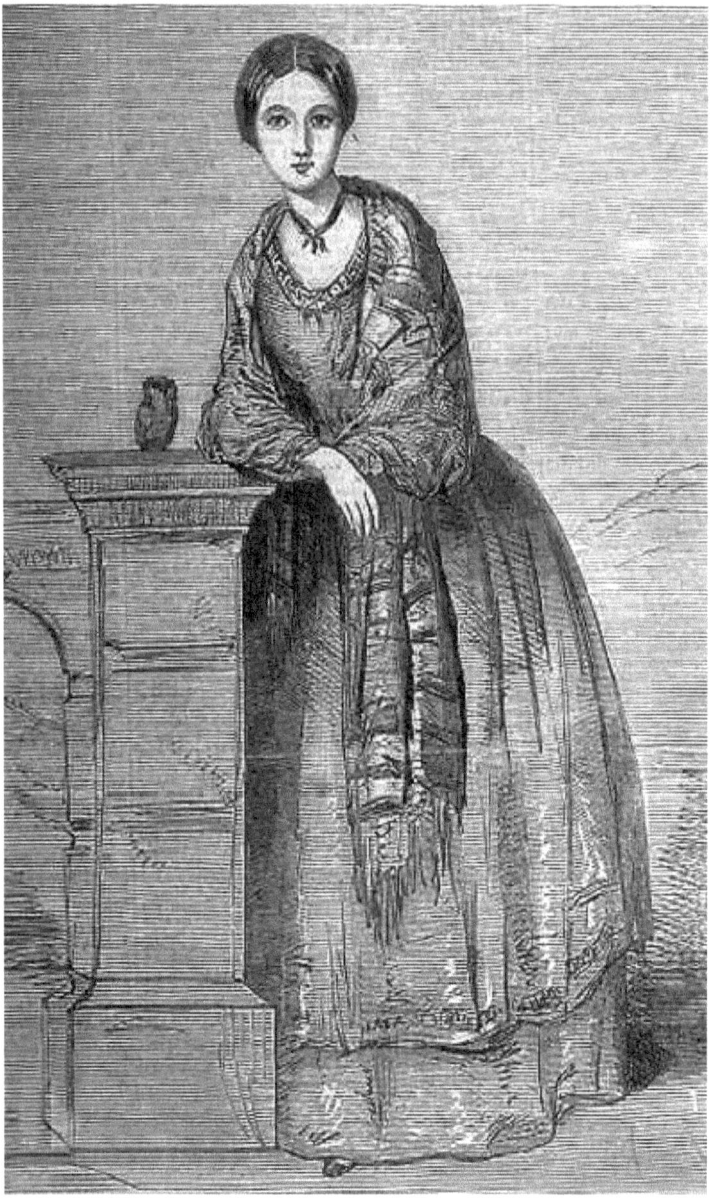

Abb. 13: Florence und Athena
Zeichnung von Parthenope Nightingale

lin. Dort besuchte Florence Spitäler und Wohltätigkeitseinrichtungen, was sie innerlich wieder ein Stück aufleben ließ. »Mit einem Mal spürte ich wieder, wie reich das Leben ist«, heißt es am 15. Juli 1850 in einer persönlichen Aufzeichnung. Von Berlin ging es weiter nach Düsseldorf. Doch jetzt, wo sie endlich am Ziel ihrer Träume angekommen war, war Florence zu erschöpft, um sich darüber freuen zu können. »Ich fühle nicht die Kraft und den Mut, in Kaiserswerth irgendetwas auszurichten«, schrieb sie in ihr Tagebuch.

Als sie am 31. Juli 1850 in Kaiserswerth ankam, hielt sie jedoch eine weitaus optimistischere Stimmung fest: »Ich sah den Rhein mit den gleichen Gefühlen, mit denen die Pilger den Kidron erblickten, und er war mir weit teurer als der Nil.«

Der erste Besuch in Kaiserswerth

Zwei Wochen, die Zeit vom 31. Juli bis zum 13. August 1850, verbrachte Florence in Kaiserswerth. Dort hatte 1822 mitten im katholisch geprägten Rheinland ein junger Pfarrer namens Theodor Fliedner sein Amt in der kleinen Diasporagemeinde angetreten, die aus lutherischen und reformierten Mitgliedern bestand. Mit hohem persönlichem Engagement kämpfte Fliedner vor allem gegen die wirtschaftliche Not, denn die Kleinstadt Kaiserswerth war von den Folgen der industriellen Revolution stark betroffen. Namentlich die Schließung der Textilfabrik »Preyers und Petersen«, die 1822 in Konkurs gegangen war, hatte großes Elend über die Handwerker und Arbeiter gebracht.

Theodor Fliedner wurde im Jahr 1800 als Sohn des Pfarrers Jakob Ludwig Fliedner und seiner Frau Henriette in Eppstein (Taunus) geboren. Er hatte noch zehn Geschwister. Gemeinsam mit diesen wurde er – zusätzlich zum Schulunterricht – von den Eltern unterrichtet. Früh entstand in ihm der Wunsch, den Beruf des Vaters zu ergreifen. Eine Szene, die Dietmar Kruczek in sei-

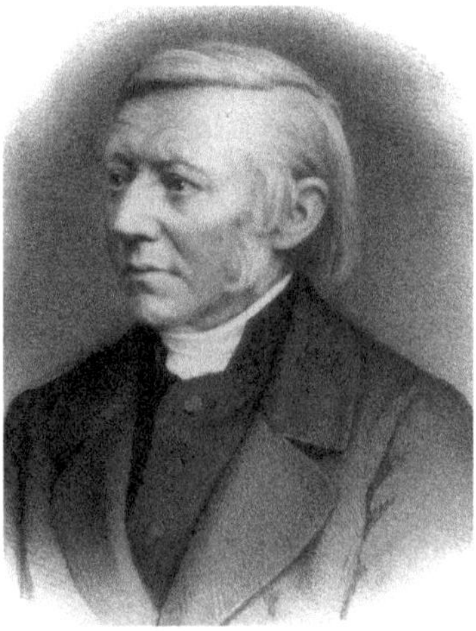

Abb. 14: Pfarrer Theodor Fliedner

ner Fliedner-Biografie beschreibt, macht deutlich, dass Florence und Theodor sich bereits als Kinder für dieselben sozialen Themen interessierten und empfänglich für das Leid der Mitmenschen waren.

In der besagten Szene macht der kleine Theodor gemeinsam mit seinem Vater eine Waldwanderung. Als Vater und Sohn eine Rast einlegen, kommt es zu einem fiktiven Dialog, in dem Theodor seinen Vater fragt, ob in den Hospitälern tatsächlich die Betten verlaust, dreckig und voller Krankheitserreger seien. Er habe gehört, dass die Wärter keine Ausbildung hätten, dass sie brutal seien und kein Geld bekämen. Der Vater fragt den Sohn daraufhin, was dieser ihm damit sagen wolle, und Theodor macht ihm den Vorschlag, die vielen arbeitslosen Frauen auszubilden und in der Krankenpflege einzusetzen. Man könne ihnen doch Lohn geben und die schrecklichen Zustände in den Hospitälern auf diesem Weg beenden, so sein Vorschlag. Der Vater erwidert daraufhin, dass es die Obrigkeit nicht störe, dass viele Menschen arm und krank und ohne Obdach seien. Außerdem habe die Frau einen festen Platz an der Seite ihres Mannes in Haus und Hof. Ohne diesen Platz sei sie ein Nichts. Als er dann noch hinzufügt, dass eine Frau als ein solches Nichts in den verkommenen Hospitälern höchstens niedere Dienste verrichten könne, stehen in Theodors Augen helle Tränen.

Theodor Fliedner war 13 Jahre alt, als sein Vater an den Folgen einer Lungentuberkulose starb. Von seiner Mutter und Freunden der Familie unterstützt, konnte er weiterhin das Gymnasium besuchen. Durch ein Stipendium wurde ihm 1817 das Studium evangelischer Theologie an der Universität in Gießen ermöglicht,

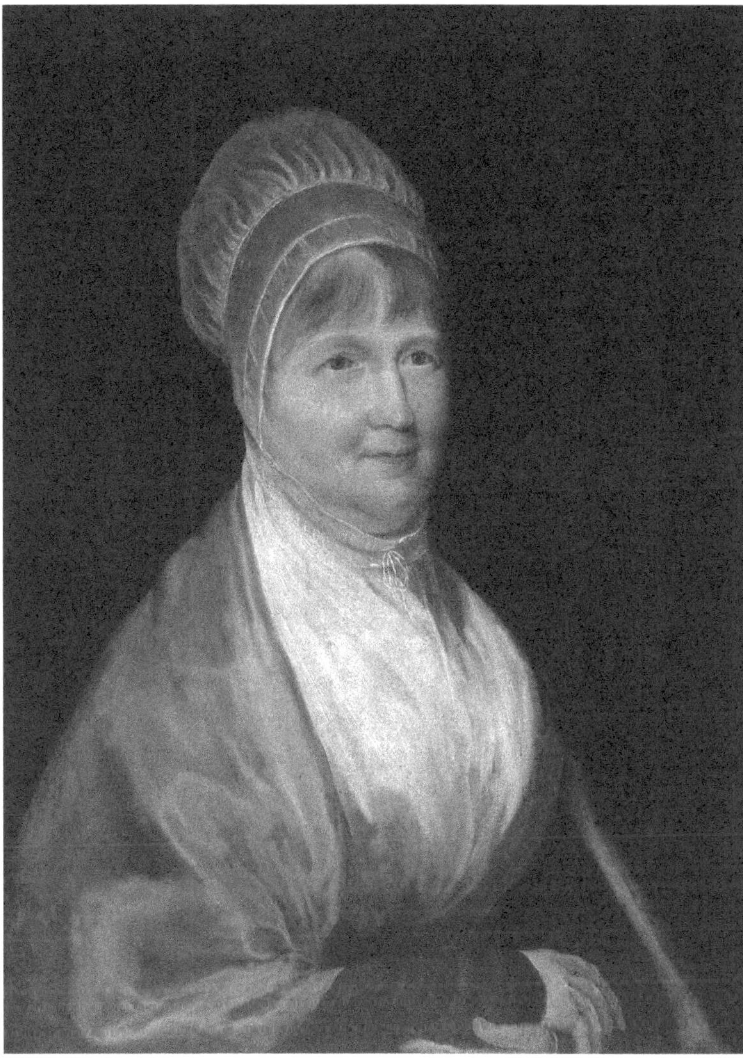

Abb. 15: Elizabeth Fry
Porträt von Charles Robert Leslie

das er 1820 beendete. Mit 22 Jahren wurde er Pfarrer in Kaiserswerth. Die Not der Gemeinde zwang ihn zu Kollektenreisen nach Holland und England. Dort lernte er die Gefangenenfürsorge kennen, die durch Elizabeth Fry, die Reformerin des britischen Gefängniswesens, gegründet worden war. Nach diesem Beispiel begründete er 1826 einen eigenen Verein für Gefangenenfürsorge, die »Rheinisch-Westfälische Gefängnisgesellschaft«. Fliedner schrieb über Elizabeth Fry: »Von allen meinen Zeitgenossen hat niemand einen ähnlichen Einfluss auf mein Herz und Leben gehabt.« Und als sie 1840 Kaiserswerth einen Besuch abstattete, hielt Fliedner fest: »Man kann sich meine Freude vorstellen, als sie persönlich kam, um die wachsenden Einrichtungen von Kaiserswerth zu sehen und sich daran zu erfreuen. Sie sah das ganze Haus, ging in jeden Raum und prüfte jede Kleinigkeit genau.«

Zunächst kümmerte er sich vor allem um entlassene weibliche Strafgefangene. Seine nächste Initiative galt der Verbesserung des Erziehungswesens. 1835 rief er in Düsseldorf einen Verein zur Errichtung von Kleinkinderschulen ins Leben. Aus einem Seminar für Kleinkinderlehrerinnen entwickelte sich später ein evangelisches Lehrerinnenseminar. Sowohl dem Asyl für weibliche Strafgefangene als auch der Lehrerinnenbildung verschaffte Fliedner Räumlichkeiten in Kaiserswerth.

1836 gründete er den »Evangelischen Verein für christliche Krankenpflege in der Rheinprovinz und Westfalen«. Er kaufte ein dreistöckiges Haus am Kaiserswerther Markt, richtete darin ein Krankenhaus ein und eröffnete es am 13. Oktober 1836 als »Pflegerinnenanstalt«. Er orientierte sich am Vorbild der katholischen Schwestern.

Als Florence 1850 zum ersten Mal nach Kaiserswerth kam, hatte Theodor Fliedner das 50. Lebensjahr erreicht. Dieser erste Besuch kann als reiner »Informationsbesuch« bezeichnet werden. Sie betätigte sich nicht als Pflegerin, sondern besichtigte die ganze Anstalt. Auch half sie ein wenig bei der Betreuung der Kinder mit. Sie verbrachte die erste Nacht in einem Gasthof. Am nächs-

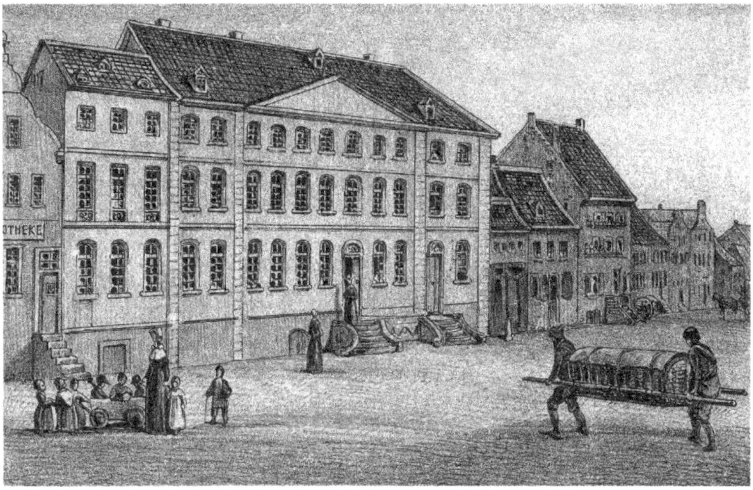

Abb. 16: Die Diakonissenanstalt Kaiserswerth um 1850

ten Tag suchte sie Pastor Fliedner auf, der ihr anbot, sie in einem Zimmer im Mutterhaus unterzubringen.

Der Tagesablauf in der Kaiserswerther Diakonissenanstalt, dem sich Florence anpassen musste, war eng strukturiert. Die Diakonissen erhoben sich morgens um fünf Uhr, um Viertel vor sechs wurde das Frühstück eingenommen. Es gab nur Tee- und Kaffeeersatz, Zichorie und Pfefferminz. Die Arbeit begann um sechs Uhr. Die Patienten des Krankenhauses aßen um elf Uhr zu Mittag, danach nahmen die Schwestern ihr Mittagessen ein. Die Speisenfolge bestand mittags und abends aus Suppe, Gemüse und Brot. Zu den Mahlzeiten und am Nachmittag zwischen 14.00 und 15.00 Uhr gab es Tee, der aus gemahlenem Roggen zubereitet wurde. Als Tischgetränk diente Wasser.

Obwohl sich Florence bei ihrem ersten Besuch nur zwei Wochen in Kaiserswerth aufgehalten hatte, waren die Nachwirkungen groß. Nach ihrer Heimkehr am 21. August 1850 verfasste sie auf Wunsch Fliedners eine 32 Seiten lange Informationsbroschüre über die Anstalt, ihre erste Publikation, die sie in weniger als einer Woche niederschrieb. 1851 wurde die Schrift anonym herausgegeben unter dem Titel »Das Institut von Kaiserswerth am Rhein unter der Leitung des hochwürdigen Pastor Fliedner. Einrichtung zum Unterhalt und zur Betreuung eines Spitals, einer Kinder- und Berufsschule und einer Strafanstalt für Frauen«. Fliedner hoffte, mit dieser Publikation die »Diakonissensache« in England bekannter zu machen.

Wachsende Probleme mit der Familie

> *In meinem einunddreißigsten Lebensjahr wünsche ich mir nichts als den Tod.*

Doch kaum war Florence in ihr Elternhaus nach England zurückgekehrt, gab es erneut Konflikte. Ihre Mutter klagte darüber, dass der Besuch in Kaiserswerth nicht mit ihr abgesprochen, sondern spontan vorgenommen worden war. Nach wie vor war ihre Familie nicht bereit, Florence eine untergeordnete Tätigkeit zu gestatten, und Florence war nicht bereit, die Rolle der Tochter aus höheren Kreisen auszufüllen. Sie wollte ihren Tag nun einmal nicht untätig oder mit Verrichtungen verbringen, die kaum Bedeutung für die Gesellschaft hatten. Im Herbst 1850 begann sie deshalb in einer Schule in der Nähe von Lea Hurst, Mädchen aus armen Gesellschaftsschichten zu unterrichten. Als Parthenope davon erfuhr, bekam sie einen Tobsuchtsanfall. In Florence' »Curriculum Vitae« heißt es:

> *Ich wusste, dass ich eine schlechte Lehrerin war, ebenso wenig aber wusste ich, wie ich es besser machen konnte. Ich hatte regelrecht Furcht vor mir selbst und fühlte mich entmutigt in Anbetracht der Verantwortung und auch der inneren Verpflichtung, die mit dieser Aufgabe verbunden war. Hätte ich das Unterrichten nur als Zeitvertreib aufgefasst, so wäre die Situation viel-*

leicht anders gewesen. Dazu kam, dass uns mehr und mehr das gesellschaftliche Leben in Anspruch nahm. Jeweils drei Monate verbrachten wir während der Saison in London, sechs Monate in einem Landhaus in Hampshire, wo die Landbevölkerung weit zerstreut lebte und der Park so weitläufig war, dass sich in unmittelbarer Nähe keine Gehöfte befanden.

Die Konflikte steigerten sich und nahmen fast groteske Formen an: Parthenope spielte sich als das zweite Ich von Florence auf, als unentbehrliche, ergebene Schwester, die man nun einmal nicht übersehen durfte. In der Wirklichkeit hatte Parthenope mit ihren 31 Jahren kaum Aufmerksamkeit auf sich gezogen, während Florence Verehrer und Beliebtheit nur so zugeflogen waren. Um beachtet zu werden, gab sich Parthenope eine Rolle, die sie »Miss Pop« nannte: »Miss Pop war merkwürdig klein, eine winzig kleine Märchenprinzessin, die auf einem winzig kleinen Stuhl saß, winzig kleine Briefe schrieb und ihren Freunden gern winzig kleine Geschenke, Wasserlilien und bunte Blätter überreichte.«

Sie begann Florence mehr und mehr zu bewundern und zu vereinnahmen Auf diesen Umstand spielte W.E.N in den Briefen, die er an Parthenope schrieb, an. Wenn die Rede auf Florence kam, schrieb er: »deine eigene Flo«, »deine vergötterte, wunderbare Flo«.

Die Vorstellung, die Schwester könne sich ihr entziehen, wurde für Parthe immer unerträglicher. Sie verlangte von Florence, die Schule aufzugeben und den ganzen Tag zu Hause zu bleiben. Als Florence sich weigerte, schlug ihr von Seiten ihrer Familie ein Sturm der Entrüstung entgegen. Fanny und W.E.N hielten ihr vor, dass sie ein ganzes Jahr für teures Geld auf Reisen gewesen war, während Parthe nur zu Hause gesessen hatte. Um einen gerechten Ausgleich zu schaffen, sollte sich Florence nun sechs Monate lang ausschließlich ihrer Schwester widmen und ihr bis zum Frühjahr 1851 wie eine Sklavin jeden Wunsch erfüllen. Sie sollte mit Parthe singen, spazieren gehen und Gespräche über Kunst führen, wann immer die Schwester danach verlangte. Florence litt unter diesem Zustand. Die Tagträume kehrten zurück. Der Alltag hatte sie wieder fest im Griff, und sie konnte sich nicht entziehen. »Mein jetziges Leben ist Selbstmord«, schrieb sie am 31. Dezember 1850 in ihr Tagebuch. Und im Januar 1851 heißt es:

> *Oh, wie soll ich nur den Tag überstehen, wie diesen Tag verreden? Das ist die Frage jeden Morgen. Dies ist der Stachel des Todes. In meinem einunddreißigsten Lebensjahr wünsche ich mir nichts als den Tod.*

Florence befand sich in einer tiefen Lebenskrise. Sie blieb am Morgen so lange wie möglich im Bett. Aus heutiger medizinischer Sicht würde man vermutlich von einer Depression sprechen. Es fehlte ihr an Inhalten und Lebenssinn. Von der großen Freude, die sie aus Kaiserswerth mitgebracht hatte, war kaum noch etwas übrig geblieben. Die Familie hatte mit ihrem Verhalten alles zunichte gemacht.

Doch Florence machte ihrer Schwester keine Vorwürfe. »Sie ist ein Kind, das in Gottes Garten spielt«, schrieb sie am 7. Januar 1851 in ihr Tagebuch. »Sie freut sich an seinem wohlgelungenen Werk, kennt nichts vom Leben als den englischen Salon und weiß von keinem Kampf in der eigenen selbstlosen Seele.« Florence richtete ihre Vorwürfe nur gegen sich selbst. »Was soll nur aus mir werden? Ich kann kaum meinen Mund auftun, ohne die liebe Parthe zu ärgern; alles, was ich sage oder tue, macht ihr Verdruss.« Über ihre Mutter schrieb sie: »Die liebe gute Frau; zu denken, wie sehr ich sie enttäusche, macht mich ganz verrückt. Bin ich nicht eine Mörderin, ihr Glück so zu zerstören? Was bin ich denn, dass ihr Leben nicht gut genug für mich ist?«

Lösung von der Familie

Im April 1851 waren die sechs Monate von Parthes Sklavenregime endlich vorüber. Florence fuhr zu Liz Herbert nach Wilton und traf dort auf Dr. Elizabeth Blackwell, die in den USA studiert hatte und eine der ersten Frauen mit medizinischem Doktortitel war. Sie lud Elizabeth ein, mit ihr nach Embley zu fahren und ihre Familie kennenzulernen. Die Erfahrungen, die Elizabeth an der staatlichen Hebammenschule in Paris gemacht hatte, bestätigten die schlimmsten Befürchtungen von Florence' Mutter. Die Schülerinnen hatten in der Regel Verhältnisse mit Studenten. Außerdem hatte sich Elizabeth während der Arbeit eine eitrige Augenentzündung zugezogen und ein Auge verloren.

Wie stark Florence' Gedanken in dieser Zeit um Krankenhäuser kreisten, macht eine Szene deutlich, von der Elizabeth in einem Brief an ihre Schwester berichtet:

> *Erging mich viel mit Florence in der köstlichen Luft von Embley Park. Als wir vor dem prächtigen Gesellschaftszimmer über den Rasen schritten, sagte sie: »Wissen Sie, was ich immer denke, wenn ich diese Fensterreihe sehe? Ich stelle mir vor, wie ich sie in ein Hospital verwandeln würde, und überlege schon, wie ich die Betten stellen könnte.«*

Mehr und mehr begann Florence zu begreifen, dass es vor allem auf sie selbst ankam, wenn sie ihren Berufswunsch durchsetzen wollte. In einer persönlichen Aufzeichnung heißt es:

> *Ich darf von ihnen kein Verständnis und keine Hilfe erwarten. Manches muss ich mir einfach nehmen, so wenig wie möglich, nur damit ich leben kann. Ich muss es mir nehmen, denn es wird mir nicht gegeben. Es gibt auch gordische Knoten, und die kann man nur durchhauen!*

Wolfgang Genschorek äußert in seiner Nightingale-Biografie die Vermutung, dass Florence in Dr. Elizabeth Blackwell eine positive Identifikationsfigur gefunden hatte. Offensichtlich trug dies zur Stärkung ihres Selbstbildes bei, und sie konnte sich deshalb emotional stärker von ihrer Familie abgrenzen.

Da Parthe mittlerweile sehr stark kränkelte, stimmten Florence' Eltern auf Anraten des Hausarztes einer dreimonatigen Kur in Karlsbad zu. W.E.N blieb zu Hause. Er konnte den ständigen Streit um Florence und ihre Berufswünsche schon lange nicht mehr ertragen. Florence selbst hoffte nach Kaiserswerth fahren zu können, während ihre Mutter und Parthe sich in Karlsbad aufhielten. Ihr Vater stimmte einem erneuten Aufenthalt schließlich zu. Ihre Mutter gab ihre Zustimmung nur unter der Bedingung, dass niemand in der Verwandtschaft Kunde von Florence' Aufenthaltsort bekäme. Kurz vor der Abreise vom Hotel in Karlsbad erfuhr Parthenope, was ihre Schwester vorhatte. Sie geriet derart außer sich, dass sie ihr eine Perlenkette ins Gesicht schleuderte. Die Szene, die Parthenope ihr machte, ließ Florence ohnmächtig werden.

Am folgenden Abend kam Florence in Kaiserswerth an. Im CV lesen wir:

> *Meine Schwester sprach sich strikt dagegen aus, doch der Weg wurde frei durch eine seltsame Kette von Umständen, die sich ganz wider Erwarten ergaben, über die ich mich aber nicht aussprechen darf. Meine Schwester hatte schon immer eine delikate Gesundheit, und so wurde ihr eine Kur in Karlsbad verordnet. Das war eine der Voraussetzungen. Hinzu kam eine große Enttäuschung, die mich traf, und meine gute Mutter war darauf bedacht, mir einen Ausgleich zu schaffen, indem sie mir die Reise erlaubte. Gott hat mich geführt auf Wegen, die ich nicht kenne. ER hat mich nie verworfen – trotz allem, was ich gegen ihn getan habe. Was ich ihm schulde, lässt sich in diesen wenigen Minuten unmöglich aufzählen. Aber ich kann Ihn nur preisen, da Er mich hierherführte.*

Wieder in Kaiserswerth

Ich wünsche mir keine andere Erde, keine andere Welt als diese hier.

Florence' zweiter Aufenthalt in Kaiserswerth sollte drei Monate dauern. Ein neuer Quellenfund (Stand 2019) hat ergeben, dass sie im Mutterhaus wohnte, wo sie sich mit der Apothekenschwester ein Zimmer teilte. Sie arbeitete im Waisenhaus und im Spital. Auch war sie bei Operationen dabei, was sie ihrer Schwester gegenüber allerdings nicht erwähnte. Diese hätte Florence' Interesse an chirurgischen Eingriffen – gemäß den Werturteilen der damaligen Zeit – mit dem Vergnügen verglichen, das schmutzige Jungs haben, wenn sie in den Pfützen bei einem Metzgerladen spielen.

Florence lernte in Kaiserswerth viel über Krankenpflege. Fliedner ließ ein Lehrbuch für die Schwestern anschaffen, und ein Arzt gab ihnen wöchentlich zwei Stunden theoretischen Unterricht. Es gab allerdings keinen Lehrplan und keine Abschlussprüfung. Was sie vor allem beobachten und lernen durfte, war die von christlicher Nächstenliebe geprägte Einstellung, mit der die Diakonissen ihren Dienst verrichteten. In einer persönlichen Aufzeichnung schrieb sie:

Das Spital war sicher die schwächste Seite von Kaiserswerth. Aber niemals bin ich einem höheren Ethos, einer reineren Hingabe begegnet als hier. Nachlässigkeit gab es nicht. Das war umso bemerkenswerter, als viele der Diakonissen bäuerlicher Herkunft waren; Damen von Stand waren keine dort.

20 Jahre später erzählte Florence dem Ehemann ihrer Schwester, Harry Verney, rückblickend:

In Kaiserswerth wurde viel und oft gebetet. Es wurde uns beigebracht, aus dem Stegreif vor der ganzen Gemeinschaft laut zu beten, wann immer es verlangt wurde. Auch Fliedner und seine Frau taten dies bei allen kleinen Festen und überhaupt immer, wenn sie erschienen, und sie beteten um jede Kleinigkeit. Man betete überhaupt alles laut heraus, und zwar vor jedem. Wenn ein Kind unartig war, wurde es in aller Öffentlichkeit Gott anempfohlen. Wir hätten es alle für Unrecht gehalten, Geniertheit zu zeigen, ja schon sie zu fühlen … Bei den Kindern gab es ständig Geburtstage, und jeder Geburtstag wurde feierlich begangen. Man zog sich festlich an, es gab Blumen, Geschichten und Lieder, jedes Geburtstagskind lud sich Gäste ein, und ich wurde jedesmal dazugebeten. Mein schlechtes Deutsch und meine Geschichten, die sie nicht kannten, machten ihnen Spaß … Auch während dieser Feste warf man sich natürlich auf die Knie und betete.

Gegen Ende ihres Aufenthaltes kamen die Herberts zu Besuch. In seinen Aufzeichnungen berichtet Sidney Herbert davon, dass Fliedner voll des Lobes war. Er sagte ihnen, dass nie jemand seine Prüfung so ausgezeichnet bestanden habe oder das, was zu lernen gewesen sei, sich so restlos zu eigen gemacht habe wie Florence. Aber auch Florence war voll des Lobes über das, was sie in Kaiserswerth lernen durfte. In einer persönlichen Aufzeichnung heißt es:

Durch die beispiellose Genauigkeit seiner Anweisungen für die Pflegerinnen und durch die Wachsamkeit, mit der er ihnen nachgeht, bewahrt Pfarrer Fliedner beide, sie und die Kranken, vor Gefährdung. Jede Woche gibt er den Pflegerinnen Unterricht, vorher hat jede ihm zu berichten, was sie alles im Laufe der Woche bei der Morgen- und Abendandacht mit ihren Kranken gelesen hat und was hauptsächlich auf dem Krankensaal geschehen ist … Dann stellt er ihnen besondere Fälle vor Augen, die leicht vorkommen, z. B. wenn der Kranke schwermütig oder selbstgerecht ist usw. und fragt sie, wie sie sich in solchen Fällen verhalten würden. Er zeigt ihnen, wie man dem Herzen der Kranken nahekommt, ohne einen beichtväterlichen Ton anzunehmen, wie sie in dringenden Notfällen handeln sollen.

Am 8. Oktober traf Florence ihre Mutter und Parthenope in Köln, um mit ihnen gemeinsam die Rückreise nach England anzutreten. Die beiden führten sich auf, als wäre Florence' Besuch in Kaiserswerth ein Verbrechen gewesen. Parthes Gesundheit hatte sich in Karlsbad nicht gebessert. Sie gab Florence die Schuld daran mit der Begründung, dass sie sich »immerzu um ihre Schwester in Kaiserswerth Sorgen gemacht« habe.

Florence hatte viele Pläne, die in Kaiserswerth in ihr gereift waren. Sie wollte sich unbedingt ausbilden lassen und an ein größeres Krankenhaus in London gehen. Doch diese Pläne scheiterten. W.E.N hatte sich eine Augenentzündung zugezogen. Er wollte dem Rat seines Hausarztes folgen und sich einer Kaltwasserbehandlung in Umberslade in der Grafschaft Worcestershire unterziehen. Er bat Florence, ihn dorthin zu begleiten. Sie konnte es ihm nicht abschlagen, denn ihr Pflichtgefühl gegenüber der Familie war nach wie vor sehr groß. Aber eine Wandlung hatte sich vollzogen. So suchte Florence zum Beispiel die Schuld für die Familienkonflikte nicht länger bei sich, sondern klagte in ihren persönlichen Aufzeichnungen immer öfter das englische Familienleben an. 1852 schrieb sie »Cassandra«, einen Essay über die Frustration der verheirateten und der ledigen Frauen in England und über das Leben eines jungen Mädchens aus wohlhabendem Hause. In der Biografie von Cecil Woodham-Smith lesen wir darüber in der Übersetzung von Irmgard Wild:

Warum haben Frauen Leidenschaft, Verstand und moralische Verantwortung und nehmen dabei in der Gesellschaft einen Platz ein, wo sie keine dieser drei Fähigkeiten verwirklichen können? Es gibt für Frauen keinen Beruf, in dem sie ungehindert arbeiten können. Frauen sehnen sich nach einer Ausbildung, in der man sie lehrt, wie man unterrichtet, in der man ihnen zeigt, was der menschliche Geist vermag und wie man ihn einsetzen kann. Frauen können nur träumen, finden aber keine Erfüllung. So leben die Frauen. Sie schämen sich ihrer Träume, die sie für romantisch halten, und haben nicht den Mut, darüber zu sprechen, weil man sie auslachen könnte. Die Chancen stehen 1000 zu 1, dass in diesem engen Rahmen die Aufgabe, für die ihr unsterblicher Geist mit den Fähigkeiten und Gaben von seinem Schöpfer ausgerüstet wurde, gefunden werden könnte. Dieses System verdammt manche dazu, dass sie unheilbar in kindliche Verhaltensweisen zurückfallen oder schweigend ihr Elend ertragen. In sehr seltenen Fällen, die man meist nur in Romanen liest und die in der Wirklichkeit kaum anzutreffen sind, bietet die Ehe Raum und Möglichkeit, dass Charakter und gegenseitige Sympathien entwickelt werden können. Jesus Christus hat den Frauen eine Stellung gegeben, in der sie nicht bloß Sklavinnen und Dienerinnen für die Leidenschaften der Männer sind. Er hat sie durch seine Zuneigung emporgehoben. Wenn jemand hier handeln will wie Jesus Christus, dann ertönt sofort der Aufschrei, er habe Jesus falsch verstanden. Frauen können allein Gott ihr Leid klagen. Er ist der Einzige, der sie anhört. Wenn eine Frau stirbt, ruft sie aus: »Freiheit, göttliche Freiheit, bist du endlich angebrochen? Sei willkommen, schöner Tod! Gib uns zurück unser Leiden.« So schreien wir in unseren Herzen zum Himmel. Wir wollen lieber leiden als Gleichgültigkeit ertragen. Denn aus nichts wird nichts. Aber aus dem Leiden kann Heilung erwachsen. Lieber Schmerzen leiden als gelähmt sein. Lieber hundertmal kämpfen und dann in den stürmischen Wellen ertrinken. Man entdeckt die neue Welt. Aber lieber, zehnmal lieber in den Wogen sterben und den Weg in die neue Welt zeigen, als untätig an der Küste stehen!

Die Schrift blieb unveröffentlicht, aber es gab eine Anzahl Privatdrucke. Florence hatte vermutlich nie stärkere innere Konflikte als zu der Zeit, als sie »Cassandra« schrieb. Trotzdem verzweifelte sie nicht länger an ihrem Leid, sondern begann zu rebellieren. Auch Träume quälten sie mittlerweile nicht mehr. An ihrem 32. Geburtstag schrieb sie an ihren Vater:

> *Ich bin froh in dem Gedanken, dass meine Jugend vorbei ist und nie, nie zurückkehren kann, diese Zeit enttäuschter Unerfahrenheit, wenn ein Mensch innerlich nichts besitzt, nicht einmal sich selbst.*

Sie hatte sich – wie es in einer persönlichen Aufzeichnung heißt – »selbst in die Hand bekommen«.

Im Sommer 1852 kam Florence erneut in Kontakt mit dem späteren Kardinal Henry Edward Manning, den sie von Rom her kannte und der zu dieser Zeit als 46-jähriger katholischer Priester in den Slums von Ost-London wirkte. Zwischen beiden entstand ein reger Briefkontakt, und schon bald spielte Florence mit dem Gedanken, in die katholische Kirche einzutreten.

> *Wenn Sie wüssten, welche Heimat die katholische Kirche mir sein würde! Alles, was ich wünsche, fände ich in ihr. Alle meine Schwierigkeiten wären beseitigt. Ich muss mühsam hier und da Krumen auflesen, von denen ich lebe; sie gäbe mir tägliches Brot. Die Töchter des heiligen Vinzenz würden mir die Arme öffnen. Und wiederum: Was für eine Ausbildung gibt es für Frauen in der anglikanischen Kirche, verglichen mit jener der katholischen Nonne? Es gibt nichts, das man mit der Ausbildung vergleichen könnte, welche die Sacré Coeur-Schwestern oder die Vinzentinerinnen Frauen bieten. Warum kann ich nicht sofort in die katholische Kirche eintreten, die beste Form der Wahrheit, die ich je gekannt? Der gordische Knoten, den ich nicht auflösen kann, wäre durchgehauen.*

Aber Manning erkannte, dass sie sich nur deshalb zur katholischen Kirche hingezogen fühlte, weil dort die Schwestern in sauberen, gut geführten Krankenhäusern arbeiten konnten. Er riet ihr schließlich ab mit der Begründung, dass ihre Überzeugung mit dem Katholizismus nicht vereinbar sei, da sie sich mit Gedanken beschäftigte, die von der Lehre der katholischen Kirche ganz und gar abwichen. Sie wollte zum Beispiel zeigen, dass »freies Denken« nicht unvereinbar sei mit dem Gedanken an Gott. Sie nannte Gott »das Absolute«, »das Vollkommene«, »den Geist der Wahrheit«, und trat mit den wissenschaftlichen und philosophischen Ausdrücken des 19. Jahrhunderts für die Existenz einer göttlichen Vorsehung ein. Sie berührte mit ihren Gedanken nicht die christliche Lehre von der Erlösung und der Menschwerdung Gottes. Sie fühlte sich auch nicht zur Gestalt Christi hingezogen. Ihr Gott war ausschließlich Gott Vater, nicht Gott Sohn.

Sie suchte verzweifelt nach einer Möglichkeit, ihre Kräfte zu betätigen, aber sie war weit davon entfernt, sich den Glaubenssätzen der Kirche zu unterwerfen. Obwohl Manning sich weigerte, sie als Konvertitin anzunehmen, blieben sie Freunde, und er wollte es ihr ermöglichen, in ein katholisches Spital einzutreten. Immerhin handelte es sich bei den Pflegerinnen um Nonnen, von denen keine moralischen Gefahren ausgingen.

Sir James Clark, der Leibarzt von Königin Victoria und ein Freund der Bunsens und der Herberts, hatte das Störungsbild von Parthe – den hysterischen Charakter – erkannt und empfahl eine zeitweilige Trennung der Schwestern. Mehr und mehr begann sich Florence von Parthes Schreikrämpfen und Ohnmachtsanfällen zu distanzieren. 1853 bot sich ihr die Möglichkeit, bei den »Barmherzigen Schwestern der Maison de la Providence« in Paris zu arbeiten. Doch der Aufenthalt wurde auf nur wenige Wochen verkürzt: Ihre Großmutter erkrankte plötzlich und Florence musste unverzüglich nach England zurückkehren. Mittlerweile stand aber ihr Entschluss fest, sich von der Familie zu trennen. Hinzu kam, dass ihr Vater ihr einen Betrag von 500 Pfund jährlich zur Verfügung gestellt hatte, um sie finanziell unabhängig zu machen.

Im Frühjahr 1853 sollte die »Londoner Anstalt zur Pflege kranker Frauen aus höheren Schichten« in das Haus in der Harley Street Nr. 1 umziehen und neu organisiert werden. Zu diesem Anlass musste der Posten der Vorsteherin neu besetzt werden. Elizabeth Herbert schlug Florence für das Amt vor. Es spricht sicher für Florence' neu gewonnene innere Unabhängigkeit, dass sie – obwohl ihre Mutter und ihre Schwester heftige Szenen bis hin zu Schreikrämpfen und Ohnmachten veranstalteten – Verhandlungen mit dem Leitungskomitee der Anstalt aufnahm. Dieses bestand aus einem Damen- und einem Herrenkomitee. Das Damenkomitee äußerte allerdings Zweifel, ob eine Person, die aus einer so gehobenen Gesellschaftsschicht stammte, für den Posten vorgeschlagen werden dürfe. Durfte eine junge Dame bei einer ärztlichen Untersuchung anwesend sein oder – was noch schlimmer war – bei einer Operation?

Anne Elizabeth Nicholson, die Schwester von Florence' Mutter, beschwerte sich innerhalb der Familie darüber, dass Florence einen »Dienst antreten« werde. Dies könne nicht mit Nachsicht behandelt werden. Das Leitungskomitee brach die Verhandlungen schließlich ab, als ihm die innerfamiliären Konflikte zu Ohren kamen, die durch Florence' Berufswunsch entstanden waren. Es war W.E.N, der ein Einsehen hatte und Florence schließlich offiziell sein Einverständnis erteilte. Am 29. April, nach dem Tod ihrer Großmutter, nahm sie ihre erste selbstständige Tätigkeit auf. Die ausgehandelten Bedingungen waren allerdings alles andere als günstig. Sie erhielt kein Gehalt und es wurde ihr eine ältere Hausdame zur Seite gestellt. Diese sollte die nötige Autorität verkörpern, die Florence aufgrund ihres jugendlichen Aussehens fehlte. Florence musste die Hausdame von ihrem eigenen Geld bezahlen. Ohne die finanzielle Zuwendung ihres Vaters hätte sie die Stellung nicht antreten können.

In einem Brief, den sie an Clarkey schrieb, begründete sie die Trennung von ihrer Familie:

> *Ich habe diesen Schritt nicht getan, liebe Clarkey, ohne jahrelange Erwägung. Er ist das Ergebnis langer Erfahrung und tiefsten, gründlichsten Nachdenkens. Er geschah nicht unberaten, und dieser Schritt wird, da er so von langer Hand vorbereitet wurde, weder bereut noch rückgängig gemacht werden. Ich meine den Schritt, sie zu verlassen. Ich möchte nicht mehr darüber reden – und das ist das letzte Mal, dass ich überhaupt davon spreche. Ich habe diese Dinge mit Parthe beredet, nicht einmal, sondern tausendmal. Jahre um Jahre habe ich damit verbracht. Ich habe diesen Schritt, mein Elternhaus zu verlassen, mit der gründlichsten Überlegung vollzogen, und nun ist er eine vollendete Tatsache.*

In der Harley Street Nr. 1

Am 12. August 1853 zog Florence in das neue Heim der Anstalt in der Harley Street Nr. 1 ein. Sie übernahm nicht nur Verwaltungsaufgaben, sondern war gleichzeitig auch als Vorsteherin, Pflegerin und Hausmeisterin tätig.

Zum ersten Mal konnte sie ihr Organisationstalent unter Beweis stellen. Zehn Tage war sie im Dienst, und in dieser kurzen Zeit musste sie ein völlig leeres Haus möblieren und neue Organisationsstrukturen entwickeln. Schon in wenigen Monaten führte sie etliche Neuerungen ein. Um den Pflegerinnen Arbeit zu ersparen und sie nicht in »ein Paar Beine« zu verwandeln, schlug Florence vor, eine Hebewinde einrichten zu lassen, einen Aufzug, um die Speisen der Patienten zu befördern. Nach Möglichkeit sollten die Pflegerinnen nie ihr Stockwerk verlassen müssen. Auch sollten die Glocken der Patienten im Gang läuten, außerhalb der Zimmer der Pflegerinnen. Dafür wurde eine Klappe benötigt, die aufflog und offen blieb, damit die Pflegerinnen sehen konnten, wer geschellt hatte. Florence hatte erkannt, dass es den Patienten nicht wirklich half, wenn die Pflegerinnen sich planlos aufopferten. Durch die Einrichtung einer Klingelanlage mit auffliegenden Klappen erreichte man mehr als durch eine Pflegerin, die endlos Treppen auf und ab rannte und die ihre Kräfte auf diesem Weg aufopferungsvoll aufzehrte. »Ich lebe in einer idealen Welt von Aufzügen, Gasleitungen, Bädern, Doppel- und Einbettzimmern«, schrieb Florence im Sommer 1853 an Hilary Bonham Carter.

Täglich schlug Florence technische Neuerungen vor und unterbreitete dem Leitungskomitee Verbesserungsvorschläge. Sie stürzte sich mit ganzer Kraft in ihre neue Tätigkeit, aber sie stellte dem Frauenkomitee auch Bedingungen. »Nicht nur Mitglieder der Kirche von England, sondern Frauen verschiedener religiöser Überzeugungen sollen aufgenommen werden«, lautete ihre Forderung. Das Leitungskomitee hingegen wünschte sich eine hochkirchliche Ausrichtung. Florence setzte ihre Forderungen erfolgreich durch, wie sie am 20. August an Clarkey schrieb:

> *Mein Komitee verlangte von mir, keine katholischen Patientinnen aufzunehmen, worauf ich ihnen guten Morgen wünschte, wenn ich nicht berechtigt wäre, Jüdinnen aufzunehmen mitsamt ihren Rabbinern, um sie geistlich zu betreuen. Nun ist es festgelegt – und zwar gedruckt –, dass wir Patientinnen jeder beliebigen Konfession aufnehmen und auch erlauben, dass sie von ihren jeweiligen Priestern und Muftis besucht werden.*

Auch kritisierte sie, dass nur reiche Damen in dem Institut gepflegt wurden. Nicht der Glaube, sondern die Bedürftigkeit war für sie bestimmend. Konflikte mit dem Leitungskomitee blieben nicht aus.

Schon bald fühlte sich das Leitungskomitee, das in der Vergangenheit nie wirklich etwas zu verwalten gehabt hatte, von Florence' ständigen Neuerungen überfordert. Es dauerte nicht lange, und Florence hatte die alleinige Macht, aber auch die Missgunst einiger Komitee-Damen auf sich gezogen. Schließlich trat Mrs. Herbert in das Damen-Komitee ein, um Florence auf diesem Wege zu unterstützen. Die Wogen glätteten sich wieder, als es Florence gelang, die täglichen Ausgaben von einem Shilling und zehn Pence pro Kopf auf einen Shilling herunterzudrücken.

Die Patientinnen in der Harley Street Nr. 1 vermittelten Florence einen Eindruck von der schlimmen Situation, in der sich viele gebildete Frauen in England befanden. Es handelte sich hauptsächlich um Gouvernanten, und die meisten von ihnen litten an Hysterie oder Krebs. Nicht selten waren sie verarmt und mussten hart um ihr Überleben kämpfen. »Die Zahl der eingebildeten Krankheitsfälle verhielt sich zu den organischen wie 4 : 1«, schrieb Florence 1857 in einem Brief an einen befreundeten Arzt. Da die Patientinnen die Versorgung wie einen Luxus genossen, wurde zur Vorschrift gemacht, dass kein Patient länger als zwei Monate in der Anstalt bleiben dürfe. Es fehle sonst an Anreiz, gesund zu werden. Florence erhielt vom Leitungskomitee die unangenehme Aufgabe, diese Vorschrift mit aller Konsequenz durchzusetzen. »Immer muss ich es tun, ich, der Lückenbüßer für alle Gelegenheiten«, schrieb sie in einem Brief an W.E.N.

Dr. William Bowman, der zu den besten Ärzten der damaligen Zeit zählte, schlug vor, dass Florence eine leitende Stellung im King's College Hospital antreten solle. Sie hatte ihm in der Vergangenheit schon einmal assistiert, als er Krebsoperationen unter dem neu erfundenen Narkosemittel Chloroform durchführte.

Im Sommer 1854 brach in London Cholera aus. Florence meldete sich freiwillig, um im Middlesex-Hospital die Pflege der Patienten zu beaufsichtigen. Das Verwaltungskomitee des Pflegeheims zeigte Verständnis und beurlaubte Florence für diese Zeit. Der Dienst im Middlesex-Hospital war ungeheuer anstrengend. Florence fand nicht einmal die Zeit, um regelmäßig ihre Kleidung zu wechseln. In kurzen Abständen wurden mehr und mehr Patienten eingeliefert. Vor allem Prostituierte waren von der Ansteckung betroffen.

Der Ruf, den sich das Pflegeheim unter Florence' Leitung erworben hatte, führte dazu, dass sie tatsächlich als Leiterin der Schwestern im King's College Hospital im Gespräch war. Dort sollten ihr viele Freiheiten eingeräumt werden, um Schulungen durchzuführen. Es gab wenige Menschen, die – so wie Florence und die Herberts – Reformen in Spitälern durchführen wollten. Die Sterblichkeitsrate war hoch. Es fehlte an Ausbildungsstätten, die achtbare und kundige Pflegerinnen hervorbringen konnten. Doch das Ausbildungskrankenhaus lag in einem der Elendsviertel von London. Die Vorstellung, dass Florence in diesem Krankenhaus und mit den dortigen Schwestern arbeiten würde, löste bei ihrer Familie heftige Abwehrreaktionen aus, sodass Florence am Ende auf diese Möglichkeit verzichtete.

Der Sommer 1854 wurde zur Lehrzeit für Florence – und diente gleichzeitig der Vorbereitung auf eine Katastrophe, in die die Großmächte Europas immer tiefer hineingerieten. Nachdem Russland das Osmanische Reich angegriffen hatte, hatten ihm dessen Verbündete England und Frankreich im März 1854 den Krieg erklärt. Im September waren die alliierten Truppen auf der Krim gelandet.

Nun begann das Kapitel im Leben von Florence, das die Legende der »lady with the lamp« begründete und sie in aller Welt berühmt machen sollte: der Krimkrieg.

DER KRIMKRIEG

Der Krimkrieg war der erste Krieg der Neuzeit, den man als »modern« bezeichnen konnte. Er wurde nicht nur mit modernen Waffen geführt, sondern erstmals auch von Kriegsberichterstattern begleitet und fand in den Medien große Beachtung.

William Howard Russell arbeitete für die »Times«. Obwohl seine Zeitung bei den Befehlshabern schlecht angesehen war – die »Times« galt zur damaligen Zeit als »radikales Blatt« –, wurde er nicht nach Hause geschickt, und man behinderte seine Arbeit nicht.

Und so drangen mit den ersten Schlachtberichten auch schlimme Nachrichten über Nachlässigkeiten und Misswirtschaft im Militärsanitätswesen an die Öffentlichkeit. In der »Times« vom 12. Oktober 1854 heißt es:

> *Mit Empfindungen des Staunens und der Entrüstung wird die Öffentlichkeit hören, dass keine genügenden Vorbereitungen für die Verwundeten getroffen sind. Nicht bloß fehlt es an Chirurgen – das, könnte man behaupten, sei unvermeidlich; nicht bloß fehlt es an Assistenzärzten und Pflegerinnen – das könnte ein Organisationsfehler sein, an dem niemand schuld wäre; aber was wird man dazu sagen, dass nicht einmal Leinwand zum Binden für die Verwundeten da ist – dass, nachdem die Truppen sechs Monate im Lande sind, keine Vorkehrung für die einfachsten chirurgischen Eingriffe getroffen ist? In manchen Fällen haben die Männer nicht nur eine ganze Woche gelegen, ohne dass die Hand eines Arztes ihre Wunden auch nur berührt hätte; man lässt sie nicht nur in Qualen sterben, unbeachtet und vom Arzt abgewiesen, obgleich sie sich bei jeder Runde, die er durch das stinkende Schiff macht, verzweifelt an ihn klammern; sondern jetzt, wo sie in dies geräumige Gebäude (das Feldlazarett von Skutari) gelegt*

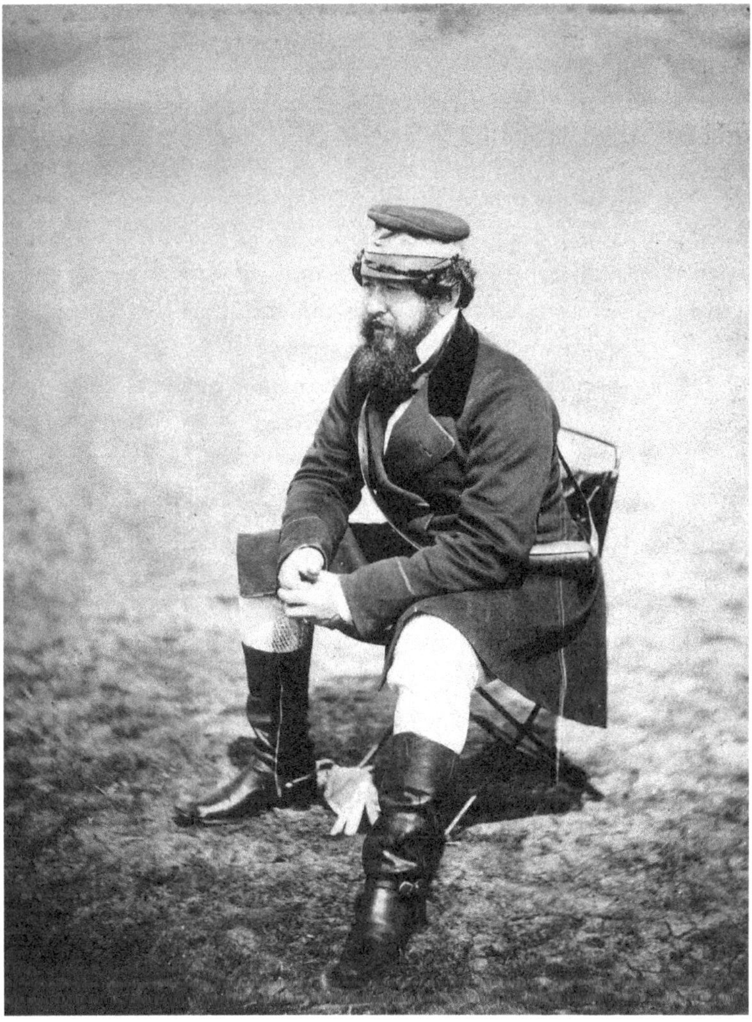

Abb. 17: William Howard Russell (ca. 1854)

werden, findet man, dass die einfachsten Hilfsmittel des Krankensaales eines britischen Arbeitshauses fehlen.

Entsetzen und Mitleid machten sich in der Bevölkerung breit. Zeitungen und Zeitschriften baten um Hilfe. Die »Times« vom 14. Oktober 1854 warf die Frage auf, »warum es keine Pflegerinnen für die verwundeten Soldaten« gab. Frankreich hatte seine »Barmherzigen Schwestern« ausgesandt, die den Verwundeten Trost und Hilfe spendeten. Warum musste England an Opferwilligkeit und Hingabe so weit zurückstehen?

Der katholische Bischof von Southwark bot schließlich an, Schwestern zu senden. Medizinstudenten meldeten sich als Freiwillige. Aber auch Damen, die zwar enthusiastisch waren, ansonsten jedoch für diese Aufgabe völlig ungeeignet schienen, wandten sich mit dem Wunsch, zu helfen, an das Kriegsministerium.

Ein konkretes Hilfsangebot machte Lady Maria Forrester, die Tochter eines irischen Edelmanns. Sie warb drei Pflegerinnen an, die ihr für diesen Einsatz geeignet schienen, und bat am 11. Oktober Florence Nightingale, mit ihnen auf die Krim zu reisen. Sie wollte die gesamten Kosten dafür tragen.

Florence stimmte zu. Sie schrieb einen Brief an Sidney Herbert, der im Dezember 1852 Kriegsminister geworden war, mit der Bitte, ihre Aussendungen zu genehmigen.

Sidney Herbert hatte offenbar denselben Gedanken gehabt. Florence' Brief an ihn überkreuzte sich mit einem Brief, den er an sie geschrieben hatte. In diesem Brief bat er sie seinerseits, mit einer Gruppe von Pflegerinnen auf die Krim zu reisen. Die Stellung, welche die Regierung Florence gab, war die einer »Direktorin des Pflegepersonals im Orient«, und der Titel, unter dem sie schließlich bekannt wurde, war der einer »Lady-in-Chief«. Florence' offizieller Titel lautete »Superintendent of the Female Nursing Establishment of the English General Hospitals in Turkey«.

Sidney Herbert räumte Florence die volle Befehlsgewalt über alle Pflegerinnen ein und sicherte ihr den uneingeschränkten Beistand und die Mitwirkung der ärztlichen Dienststellen. Sie erhielt die unbegrenzte Vollmacht, auf Regierungskosten alles zu beschaffen, was für den Erfolg ihrer Mission notwendig schien. Keine Frau in England war bisher in einer solchen Funktion tätig gewesen. Ihr Auftrag hatte allerdings eine Schwachstelle: Ihre Vollmacht wurde auf die Türkei beschränkt; sie war so von der Krim, dem eigentlichen Kriegsschauplatz, ferngehalten.

Der sogenannte »Times-Fonds«, der mithilfe einer Spendenaufforderung der »Times« an die Bevölkerung entstanden war und in England lagerte, beinhaltete zentnerweise Leinen, 15.000 Paar Betttücher, Arzneien, Wein und Tapiokamehl (auch Maniokmehl genannt), das aus einer Wurzelknolle in Südamerika gewonnen und als Zutat zum Backen verwendet wurde.

Bei Florence' Mission handelte es sich in erster Linie um eine Verwaltungsaufgabe. Nicht als barmherziger Engel nach Skutari sollte sie gehen, sie sollte vielmehr die Sache der Krankenpflege im Allgemeinen fördern. Sidney Herbert wollte mit Vorurteilen brechen und einen Präzedenzfall schaffen. Sein Ziel war es, dass Pflegerinnen in Zukunft nicht mehr verächtlich angesehen würden.

Am 17. Oktober 1854 schrieb Sidney Herbert aus dem Kriegsministerium an den Bischof von London den folgenden Brief:

> *Ew. Hochwürden!*
> *Miss Nightingale ist damit einverstanden, nach Skutari zu gehen, um die ganze Leitung der weiblichen Krankenpflege zu übernehmen. Ihre große Hospital-Erfahrung, ihre Geschicklichkeit und ihr Mut in der chirurgischen Behandlung sowie ihr Verwaltungstalent machen sie besonders für dieses Unternehmen geeignet, und in einem Militär-Hospital, wo Gehorsam (subordination) die Hauptsache ist, hätte man keinerlei Aussicht auf Erfolg ohne ein anerkanntes Oberhaupt mit uneingeschränkter Au-*

torität. Sie steht in Verbindung mit den Pflegerinnen des St. John's House, und ich zweifle nicht daran, dass sie dieselben mitnehmen wird …
Ich habe die Ehre zu sein Ew. Hochwürden ganz ergebenster Sidney Herbert.

Die Auswahl der Pflegerinnen

Florence wollte am 21. Oktober 1854 nach Skutari aufbrechen, den kleinasiatischen Teil der damaligen osmanischen Hauptstadt Konstantinopel (das heutige Üsküdar). Mr. und Mrs. Bracebridge boten sich an, sie zu begleiten. Florence wählte unter 40 Frauen die Pflegerinnen aus, die mit ihr reisen sollten. Doch für die meisten, die sich freiwillig meldeten, gab vor allem das Geld, das sich bei diesem Einsatz verdienen ließ, den Ausschlag. Die Pflegerinnen sollten in der Woche 12–14 Shilling bekommen. Dazu erhielten sie Kost und Logis und ihre Dienstkleidung. Nach drei Monaten würden sie 16–18 Shilling erhalten und nach einem Jahr 18–20 Shilling. Wenn man bedenkt, dass eine Pflegerin zur damaligen Zeit in London im Durchschnitt 7–10 Shilling pro Woche verdiente, konnte man verstehen, warum sich die Pflegerinnen scharenweise zu diesem Dienst meldeten. Eine einzige gab als Grund Motive an, die man als »edel« bezeichnen konnte.

Schließlich wurden 14 »weltliche« Frauen, die schon Erfahrung in der Krankenpflege hatten, ausgesucht. 24 weitere Pflegerinnen wurden genommen, weil sie in anglikanischen Einrichtungen gedient hatten, und zehn der Auserwählten waren katholische Nonnen, die Henry Edward Manning vermittelt hatte. Am Ende waren es 38 Pflegerinnen, die Florence begleiten durften. Es war von Vorteil, einen so hohen Anteil an religiösen Frauen dabei zu haben, denn sie betranken sich nicht. Florence wählte bewusst keine adligen Damen aus, da diese sich in der Regel weigerten, niedere Dienste zu verrichten. Die meisten der anfallenden Arbeiten, die in Skutari auf die Pflegerinnen zukamen, gehörten nun einmal in diese Kategorie.

Die Nonnen und die anglikanischen Schwestern trugen ihre gewöhnliche Ordenstracht. Die Tracht der übrigen Pflegerinnen bestand aus einem grauen Tweedkleid, einer grauen groben Jacke, einer einfachen kurzen Mütze und einem kurzen Mantel aus Wolle. Über der Schulter trugen sie einen Schal, auf dem in roter Farbe gestickt war: »Hospital Scutari«. Bunte Bänder und Blumen waren streng verboten. Skutari war ein ungeregeltes Feldlager mit Trinkstuben und müßiggängerischen Soldaten. Die unattraktive Tracht, die nicht nach Maß gefertigt und meist entweder viel zu groß oder zu klein war, sollte vor allem ihre Trägerinnen vor sexuellen Übergriffen schützen.

Zum großen Erstaunen von Florence wurden ihre Mutter und ihre Schwester von der allgemeinen Euphorie mitgerissen. Offenbar hatte die gesellschaftliche Anerkennung, die Florence mit einem Schlag zuteil geworden war, dazu geführt, dass aller Streit, den es in der Vergangenheit gegeben hatte, schlagartig vergessen war. Parthe schrieb in einem Brief an ihre Cousine:

> *Man muss schon glauben, dass sie dazu ausersehen war. Nichts aus ihrem früheren Leben ist vergeblich, nun kommen alle ihre Erfahrungen zur Geltung, die gesammelten Schätze so mancher Jahre, ihre Zeit in Kaiserswerth, ihre Sympathie für die Arbeit in der römisch-katholischen Kirche, ihre Reisen, ihr Studium der Spitalfrage, ihre Kenntnis so unterschiedlicher Geister und Klassen. Sie war innerlich so ruhig und gefasst, als wolle sie zu einem Spaziergang aufbrechen.*

Am Samstag, dem 21. Oktober 1854, verließ die Reisegesellschaft London, um über Boulogne nach Paris zu fahren. Von Marseille aus wollten die Reisenden in einem schnellen Postboot weiterreisen.

Am 27. Oktober trat Florence mit der »Vectis« die Fahrt nach Konstantinopel an. Das Schiff diente auch für die Postverbindung zwischen Marseille und Malta. Es fehlte an Bord an Komfort und es wimmelte von Ratten. Die Pflegerinnen saßen dicht an dicht gedrängt. Hinzu kam, dass Florence unter der Seekrankheit litt. Ihr Zustand verschlechterte sich, als die »Vectis« in einen Sturm geriet. Als sie nach Malta kamen, war Florence zu schwach, um an Land zu gehen. Am 3. November erreichte die »Vectis« »polternd, schaukelnd und kreischend« den Bosporus. Am nächsten Tag ging sie in Konstantinopel vor Anker. Robert Napier, der Sekretär des britischen Gesandten Lord Stratfort, begrüßte die Ankömmlinge. Mit einem Boot wurden sie nach Skutari gerudert.

Auf einem steilen Hang war das Spital zu erkennen, eine türkische Kaserne, deren Viereck golden schimmerte. Doch je näher sie dem Bauwerk kamen, desto mehr erschraken sie, und alle Ro-

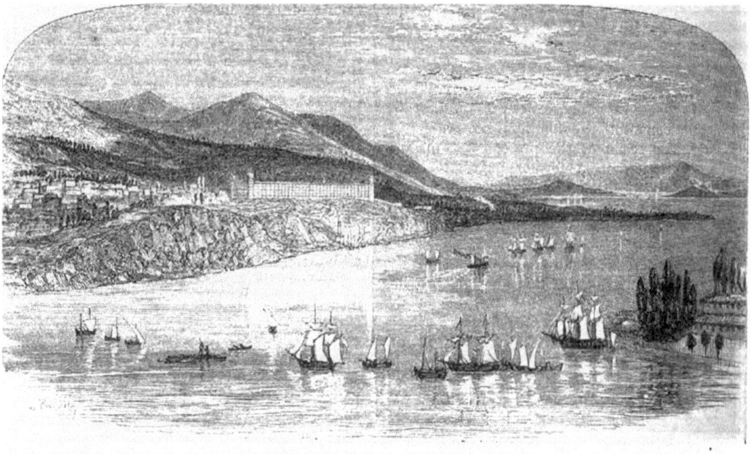

Barrack Hospital, Scutari.

Abb. 18: Schiffe bringen Verwundete zum Kasernenspital in Skutari. Ansicht von George Dodd (1856)

mantik aus Tausendundeiner Nacht war verflogen. Es führte nicht einmal ein Fußweg hinauf. Schlamm und Unrat, durch die man sich mühsam den Weg bahnen musste, bedeckten den Hang. Am Eingang des Spitals standen Dr. Menzies, der Chefarzt, und der militärische Befehlshaber Major Sillery. Erschrocken sahen sie Florence und ihrer Truppe entgegen.

Schnell wurde klar, dass die Ärzte keine Kenntnis von der Ankunft der Pflegerinnen aus England erhalten hatten. Sie hielten es für eine Dummheit der Regierung, dass ihnen eine Dame aus höheren Kreisen und eine Horde Pflegerinnen auf den Hals gehetzt wurden.

In der Hölle von Skutari

Das Hauptfeld von Florence' Tätigkeit sollte das große Lazarett in Skutari werden, das die Türken der britischen Regierung zur Verfügung gestellt hatten. Florence war mit der Aufsicht über zwei Lazarette betraut: Das größere der beiden befand sich innerhalb der Kaserne selbst, das andere, auch als das »Allgemeine Lazarett« bezeichnet, lag in etwa 400 Metern Entfernung. Sie teilte 28 ihrer Pflegerinnen dem großen Lazarett in der Kaserne und die restlichen dem Allgemeinen Lazarett zu.

Genau genommen war das Lazarett kein einzelnes Gebäude, sondern eine umfangreiche quadratische Anlage von der Größe einer kleinen Stadt. Heute ist in diesem Gebäude im Istanbuler Stadtteil Üsküdar die Selimiye-Kaserne untergebracht, das Hauptquartier der türkischen 1. Armee. In einem Turm befindet sich ein kleines Nightingale-Museum. Damals war das Gebäude drei Stockwerke hoch und seine Korridore hatten eine Gesamtlänge von mehr als sechs Kilometern. Die Fußböden, die sich über weite Gänge erstreckten, bestanden nur aus zerbrochenen Ziegeln. An den Wänden lief die Feuchtigkeit herunter. Kilometerlang stand Bett an Bett, alles war schmutzig und verfallen. Der

Hof in der Mitte glich einem Schlammloch, das mit Abfällen übersät war. In den Kellern gab es Schlupfwinkel, in denen mehr als 200 Frauen lebten, die das Heer begleiteten. Sie prostituierten sich, tranken und brachten Kinder zur Welt.

Florence stellte schnell fest, dass diese Umgebung weniger ein Lazarett als vielmehr eine Folterhölle war. Die schrecklichen Verhältnisse, die in und um das Hospital herrschten, waren nicht zu beschreiben. Nach der Schlacht an der Alma (20. September 1854) waren Soldaten mit unverbundenen Wunden, ungerichteten Knochenbrüchen und halb verhungert ins Lazarett gebracht worden. Fieber, sanitäre Missstände, unzureichende Ernährung, Dreck und Überfüllung führten dazu, dass die Soldaten, die nach Skutari gebracht wurden, mehrheitlich nicht an ihren Verletzungen aus den Kämpfen starben, sondern an Seuchen wie Cholera, die sie sich im Lazarett zugezogen hatten. Cecil Woodham-Smith weiß von Augenzeugen, die berichteten, es gebe

> *weder Gefäße für Wasser noch Geräte irgendwelcher Art; keine Seife, Handtücher oder Hospitalkleider; die Leute lagen in ihren Uniformen, die vom geronnenen Blut steif waren und von Schmutz in einer Art und bis zu einem Grade starrten, die kein Mensch schildern kann; ihre Körper waren mit Ungeziefer bedeckt, das auf den Böden und Wänden der scheußlichen Höhle des Schmutzes, der Pest und des Todes herumkroch, auf die sie angewiesen waren. Die Ärzte arbeiteten mit unermüdlichem Eifer, aber ihre Zahl war völlig ungenügend.*

Trotzdem schrieb der Kriegsberichterstatter William Howard Russell, vermutlich unter dem Druck der Militärbehörden, in seinen Briefen, die in der »Times« erschienen, dass die Leute es nicht unbehaglich hätten und die Säle sauber seien. Diese Verdrehung der tatsächlichen Zustände bestätigt Rev. Sidney Osborne in seinen Aufzeichnungen, die Jutta und Horst-Peter Wolff in ihrer »Geschichte der Krankenpflege« dokumentiert haben:

Ich habe alles gesehen, was die Verwundeten von Balaklawa und Inkerman durchmachen mussten; ich erfuhr aus dem Munde der Hauptbeteiligten, worin die Vorbereitungen bestanden, welche die Verwundeten von der Alma vorfanden. Ich weiß, dass der Kaplan und die Beamten damals zu tun hatten; die »Schwestern« waren noch nicht angekommen – es gab keine Miss Nightingale mit jener wunderbaren Fähigkeit, Hilfsmittel zu beschaffen, mit jenem raschen Blick dafür, wo sie am meisten nützen würden. Ich kann ehrlich sagen, ich bin froh, dass ich jene Geschichte nicht zu erzählen brauche. Und doch konnte ich nicht feststellen, dass von Lord Redcliffe sogar bis zu der Zeit, wo ich selbst das Hospital sah, irgendetwas verlangt worden wäre. Warum hätte man ihn auch um Hilfe bitten sollen? Die Oberleitung befand sich offenbar in dem Glauben, dass es an nichts fehle …

Florence' Annahme, dass sie und ihre Helferinnen in dieser Notlage höchstwillkommen seien, bestätigte sich nicht. Sie wurden nicht nur schlecht behandelt, sondern als »Spione und Störenfriede« bezeichnet. Der niedrige Stellenwert, den man ihnen von Seiten der Militärärzte zuschrieb, wurde an dem Umstand, dass Florence und ihre Pflegerinnen insgesamt vier Räume, eine kleine Küche und ein winziges Kämmerchen als Unterkunft zugewiesen bekamen, besonders deutlich. Trotz der offensichtlichen Notlage wollte man nicht die Hilfe von Zivilisten in Anspruch nehmen, weil der militärische Ehrenkodex dies verbat. Nach der Ankunft der Helferinnen informierte Dr. Menzies deshalb den britischen Gesandten Lord Stratfort, dass das Lazarett ausreichend versorgt sei. Auf keinen Fall wolle man auf die Vorräte von Florence oder auf die Spenden des »Times-Fonds« zurückgreifen.

Lord Stratfort hielt sich in dieser Zeit in einem großzügigen Palast auf, der nur hundert Meter vom Lazarett entfernt lag. Da er es als unter seiner Würde empfand, das Lazarett zu inspizieren, kam ihm die Nachricht gerade recht, dass alles zur Zufriedenheit geregelt sei. Sie enthob ihn der Aufgabe, den Sachverhalt persönlich zu überprüfen. Er schrieb an Sidney Herbert und empfahl ihm, den »Times-Fonds« einer anderen Verwendung zuzuführen. Inmitten des muslimischen Konstantinopel sollte davon eine anglikanische Kirche gebaut werden, um die Macht und den Einfluss Englands noch stärker zu repräsentieren.

Die beste Strategie – Geduld und Gehorsam

Florence war gewillt, die Autorität der Militärärzte um jeden Preis zu wahren. Sie nahm die Raumaufteilung ohne längere Diskussionen vor: Die 14 Pflegerinnen bezogen das größte Zimmer, die zehn Nonnen und die acht anglikanischen Schwestern ein weiteres. Mr. Bracebridge quartierte mit dem Kurier im Büro. Florence teilte sich mit Mrs. Bracebridge das Kämmerchen. Zum Vergleich: Ein einzelner Offizier hatte in einem anderen Teil des Gebäudes einen Wohnraum in der Größe der vier Räume bezogen, in denen Florence und ihre Gruppe untergebracht waren.

In einem der Zimmer fanden sie einen toten russischen General. Mr. Bracebridge holte zwei Männer herbei, die die Leiche entfernten, aber säubern konnte man den Raum nicht. Es fehlte nicht nur an Reinigungsmitteln, selbst Wasser stand nur unzureichend zur Verfügung. Täglich konnte pro Person nur ein halber Liter ausgegeben werden. Geschlafen wurde auf dem türkischen Diwan, einer flachen hölzernen Erhöhung entlang der durchnässten schmutzigen Wände. Kleine Schüsseln, die die Pflegerinnen mitbrachten, dienten morgens als Waschgeschirr und mittags als Teller.

In Florence' Vorstellung lag der Schlüssel zum Erfolg vor allem darin, das Vertrauen der Ärzte zu gewinnen. Diese sollten sie und ihre Pflegerinnen von sich aus um Hilfe bitten. Dazu war viel Geduld notwendig, die die Pflegerinnen nicht aufbringen wollten. Warum sollten sie tatenlos herumsitzen? Schließlich hatten sie die weite Fahrt auf sich genommen, um das Elend der Soldaten zu mildern. Und nun sollten sie sich in Geduld üben? Florence konnte ihre Gruppe nur unter Androhung von Strafe und sofortiger Entlassung dazu bringen, nicht ohne Aufforderung eines Arztes die Krankenzimmer zu betreten. Nur so ließ sich auf Dauer der Verdacht zerstreuen, man sei gekommen, um die dortigen Zustände auszuspionieren und in die Öffentlichkeit zu tragen.

Die britische Armee und ihre Dienststellen

Florence merkte schnell, dass die britische Armee eine große Behörde mit erheblichen Mängeln und Schwächen war. Drei verschiedene Abteilungen waren für den Gesundheitsdienst zuständig:

- die militärische Verwaltungsbehörde (auch Intendantur genannt)
- die Beschaffungsstelle (auch Fourageabteilung genannt)
- die medizinische Abteilung (das Heeres-Sanitätsamt).

Diese drei Dienststellen waren in den voraufgegangenen 40 Jahren aus Sparsamkeitsgründen immer mehr eingeschrumpft worden und sie hatten in der langen Zeit, in der Großbritannien keinen Krieg mehr geführt hatte, ihre Organisationskraft verloren.

Die Fourageabteilung bestand nur noch aus vier Beamten. Es war bei Ausbruch des Krieges äußerst schwierig gewesen, jemanden zu finden, der als Fouragemeister ins Feld gehen konnte. Der Chef des Beschaffungsamtes, Dr. Ward, war 70 Jahre alt, und es standen ihm zwei unerfahrene Hilfskräfte zur Seite. Dr. Andrew Smith, der Leiter der medizinischen Abteilung des Heeres-Sanitätsamtes, konnte lediglich ein Dutzend Personen beschäftigen. Die Intendantur hatte die Truppe in allen materiellen Bedürfnissen, außer Waffen und Munition, zu versorgen.

Die Kompetenzverteilung sorgte für groteske Situationen. So wurden die Anweisungen von Dr. Smith von den Oberkommandierenden des Heeres als »unverschämte Einmischung eines unbedarften Stubenhockers« zurückgewiesen. Der Chef der Intendantur war sogar noch älter als der 70-jährige Fouragemeister. Es dürfte für Menschen der heutigen Zeit schwer vorstellbar sein, dass die Verantwortung für die Krimarmee in den Händen dieser überalterten Offiziere lag.

Dienstwege, Formulare und Genehmigungen waren wichtiger als das Wohl der Soldaten. So warf man zum Beispiel, als in der Armee während der Belagerung Sewastopols durch das anhaltende Fehlen von Vitamin C in der Nahrung Skorbut grassierte, eine Schiffsladung von Kohlgemüse in den Hafen von Balaklawa. Der Grund dafür bestand darin, dass die Ladung an keine Dienststelle adressiert war.

Hinzu kam, dass die meisten Offiziere die Not und das Leid der Soldaten als normal empfanden. Diese Einstellung war in erster Linie dem schlechten Ruf geschuldet, den der gewöhnliche Soldat im Jahr 1854 hatte. In der Regel wurden nur Männer aus den untersten Gesellschaftsschichten freiwillig Soldat – Leute, die in bitterer Armut lebten und nicht selten kriminell waren. Auch war das gängige Vorurteil nicht ganz unberechtigt, dass Soldaten nur deshalb freiwillig zur Armee gingen, weil sie sich dort hemmungslos betrinken konnten. Feldmarschall Arthur Wellesley, Herzog von Wellington, pflegte seine Armee, mit der er u. a. Napoleon in Waterloo besiegt hatte, als »Abschaum der Erde« zu bezeichnen. Der Soldat galt als »gefährliche Bestie«, die nur durch Prügel, Drill, Strafe und eiserne Disziplin gebändigt werden konnte.

Wen wundert es, dass die Offiziere nicht das geringste Verantwortungsgefühl für ihre Leute hatten? Es waren in ihren Augen Schurken und Gesindel. Florence' Forderungen nach sauberem Bettzeug, Krankenkost und Lazarettkleidung wurden als »unerhörter Luxus« bezeichnet und abgewiesen. Sie und ihre Pflegerinnen erhielten von den Ärzten offiziell die Anweisung, »die Bestien nicht zu verwöhnen«. Bei dieser Einstellung und der

Willkür der Behörden musste die Menschlichkeit zwangsläufig auf der Strecke bleiben. Es kam Florence so vor, als ob die einzelnen Abteilungen nicht miteinander, sondern gegeneinander arbeiten würden.

Das Blatt beginnt sich zu wenden

Als man am 6. November 1854 die Verwundeten aus der Schlacht von Inkerman in das Militärhospital einlieferte, wurde die Küche von Florence zu dem Ort, der eine erste Wende brachte. Nun zahlte es sich aus, dass sie in Marseille Vorräte eingekauft hatte, Fleischextrakt und transportable Öfen, auf denen sich eine größere Menge Brühe zubereiten ließ.

In Anbetracht der dramatischen Überfüllung der Kaserne genehmigten die Ärzte Florence und ihren Pflegerinnen, den Verwundeten und Schwerkranken Brühe zu kochen. Ihre Küche sollte nahezu ein halbes Jahr lang die einzige Möglichkeit für die Soldaten bleiben, Sonderkost und -verpflegung zu erhalten. Es wurden nur Florence' Vorräte verwendet und man achtete streng auf die Einhaltung der Dienstvorschriften. Die Speisen wurden nur auf schriftliches Attest eines Arztes ausgegeben. M. Adelaide Nutting und Lavinia L. Dock lassen in ihrer »Geschichte der Krankenpflege« eine Schwester zu Wort kommen, die über diese Zeit berichtet:

> *Die Küche diente zur Zubereitung von Miss Nightingales Extra-Diäten. Von diesem Raum aus wurden große Mengen Arrowroot (Pfeilwurzelmehl), Sago, Reispudding, Gelées, beef-tea (Rindfleischbrühe) und Limonade nach ärztlicher Anordnung verteilt. Das veranlasste ein stetes Kommen und Gehen; eine große Anzahl Lazarettgehilfen warteten an der Tür mit ihren Diätzetteln. Eine der Ordensschwestern oder Damen nahm sie in Empfang, prüfte die Unterschrift und Gegenzeichnung und fertigte sie ab.*

Wir pflegten die Küche unter uns den Turm zu Babel zu nennen wegen des Sprachgewirrs und Durcheinanders, das dort herrschte. Mittags schien sich dort tatsächlich jeder und jedes zu befinden: Kästen, Pakete, Bündel von Betttüchern, Hemden, altes Leinen und Flanell, Tonnen mit Butter, Zucker, Brot, Kessel, Kochgeschirre, Haufen von Büchern und allerhand Plunder, abgesehen von den Speisen, die verteilt wurden; dann die Leute, Damen, Nonnen, Pflegerinnen, Lazarettgehilfen, türkisches, griechisches, französisches und italienisches Dienstpersonal, Offiziere und andere Menschen, die auf Miss Nightingale warteten; alle kamen und gingen, alle erfüllt von ihrer persönlichen Angelegenheit und jeder seine eigene Sprache redend.

Florence' große Stunde schlug, als das Heer auf den Höhen von Sewastopol überwintern musste. Die Soldaten waren Hunger und Kälte hilflos ausgesetzt; Erfrierungen, Skorbut und andere Mangelerscheinungen waren die Folge. Ständig trafen weitere unangemeldete Transporte in Skutari ein, obwohl das Lazarett bereits völlig überfüllt war. Für Florence und ihre Helferinnen war die Zeit der kleinen Hilfeleistungen in der Küche vorbei. Es blieb den Ärzten in Anbetracht der dramatischen Zustände nichts anderes übrig, als die angebotene Hilfe anzunehmen. Unter der Leitung von Florence wurde systematisch für erste hygienische Grundlagen gesorgt.

Im Dezember 1854 schrieb sie einen Brief an Sidney Herbert, in dem sie ihre bisherige Tätigkeit und ihre Erfahrungen schilderte. Er trug den Titel »Was wir als erreicht ansehen können«. Dort heißt es:

1. *Die Küche für Sonderkost ist nun voll in Betrieb.*
2. *Wir haben noch mehr Krankenzimmer gereinigt und die Scheuertücher, Scheuerbürsten, Besen und Schrubber selbst gestellt.*
3. *Dreitausend Hemden aus Baumwolle und Flanell ausgegeben und ihr Waschen organisiert.*

4. *Ein Wöchnerinnenheim aufgezogen.*
5. *Den Witwen und Frauen der Soldaten geholfen und sie versorgt.*
6. *Unsere geschicktesten Pflegerinnen haben täglich viele Verbände angelegt und komplizierte Brüche behandelt.*
7. *Wir haben den ganzen Betrieb hier in die Hand bekommen und ins Rollen gebracht, im Allgemeinen in Zusammenarbeit mit den Chefärzten.*
8. *Wir haben Krankensäle für neunhundert Verwundete in Ordnung bringen lassen, die sonst unbewohnbar geblieben wären.*

Mary Stanley sorgt für Konflikte

Die Freude über den Fortschritt wurde getrübt, als Florence von Mrs. Bracebridge erfuhr, dass eine größere Gruppe von weiteren Pflegerinnen London verlassen hatte und mit der »Egypt« auf dem Weg nach Skutari war. Die Gruppe wurde von Mary Stanley geführt und bestand aus neun Damen, 15 Nonnen und 22 Pflegerinnen, alles in allem 46 Personen. Außerdem wurde die Gruppe von einem Arzt und vom Abgeordneten Jocelyn Percy begleitet.

Eigentlich hätte man sich in Anbetracht der Zustände freuen können, Hilfe zu bekommen. Doch Florence fürchtete die zusätzliche Arbeit, die diese Kräfte verursachen würden. Hinzu kam, dass Mary Stanley ihre Gruppe vor allem in der Hoffnung nach Skutari geführt hatte, ruhmbedeckt nach England zurückkehren zu können. Über das, was sie in den Lazaretten wirklich erwartete, waren sie und ihre Pflegerinnen nicht aufgeklärt worden. Es waren einige Frauen darunter, die sehr unerfahren waren, was die Pflege Kranker und Verwundeter betraf. Über die Hälfte der Frauen hatte die Reise mit der Absicht angetreten, »Hilfsgeistliche« zu spielen. Sie waren um das Seelenheil der Kranken besorgt und wollten keinen harten Pflegedienst verrichten. Außerdem erhofften sich viele der Frauen von der Reise, einen Ehemann zu finden. Zudem stellte die Trunksucht ein großes Laster dar.

Hinter dieser Mission stand Sidney Herbert. Aus dem Postscriptum eines Briefes an ihn, in dem Florence ihre Entrüstung über sein eigenmächtiges Handeln zum Ausdruck brachte, geht hervor, dass die zusätzlichen Kräfte alles andere als eine Entlastung darstellten:

> *Hätte ich die große Dummheit begangen, elf Tage nach meiner Ankunft um weitere Pflegerinnen zu bitten, dann hätten Sie als Staatsmann mit gutem Grund gesagt: Warten Sie doch, bis Sie die Situation besser im Griff haben. Aber ich habe diese Bitte nicht ausgesprochen. Das Verhältnis der Katholiken unter unseren Pflegerinnen, das bereits Aufsehen erregt hat, haben Sie auf fünfundzwanzig unter vierundachtzig erhöht. Dr. Menzies hat erklärt, dass er nur zwei davon im Allgemeinen Lazarett einsetzen wird – und ich kann hier nicht noch mehr von ihnen verwenden, ohne den Argwohn der Sanitätsoffiziere und anderer zu wecken.*

Um zu beweisen, dass sie diese Zeilen nicht überstürzt geschrieben hatte, also in der ersten Wut, fügte Florence noch hinzu: »geschrieben am 15. Dezember, abgesandt am 18. Dezember«.

Aus der Tatsache, dass die neue Gruppe Dr. Cumming zugewiesen wurde, der sich in der Regel gegen Florence und ihre Pflegerinnen aussprach, ging hervor, dass man Florence' Autorität aufweichen wollte. Da Pflegerinnen streng beaufsichtigt werden mussten, konnte Florence sich nicht mit einer noch größeren Zahl von ihnen beschäftigen. Warum hatte Sidney Herbert ohne Florence' Wissen und Einverständnis weitere 46 Pflegerinnen aus England nach Skutari geschickt? Selbst Dr. Cumming lehnte jegliche Verantwortung für die zusätzlichen Kräfte ab. Er wollte sie in den Lazaretten nicht beschäftigen.

Florence konnte nicht wissen, dass Sidney Herbert eine schwere Zeit hinter sich hatte, in der er unglaublich hart und viel hatte arbeiten müssen. Er war gesundheitlich stark angeschlagen. Als ihn, den Kriegsminister, eine große Zahl an katholischen Frauen bestürmt hatte, sie ebenfalls zu den Verwundeten des Krimkriegs ziehen zu lassen, um dort zu helfen, hatte er zugestimmt. Die Konsequenzen, die dies für Florence haben würde, hatte er nicht bedacht. Auch hatte er in der Eile unberücksichtigt gelassen, dass der Anteil der katholischen Pflegerinnen dadurch noch mehr erhöht wurde.

An dem Umstand, dass Florence unter den Pflegerinnen so viele Nonnen duldete, hatte sich schon in der Vergangenheit ein konfessioneller Streit entzündet. Religion bzw. die Konfessionszugehörigkeit spielte im 19. Jahrhundert eine große Rolle und die Toleranz gegenüber anderen Glaubensgemeinschaften war sehr gering. Englische Zeitungen hatten die Vermutung geäußert, dass Florence eine »anglikanische Papistin« sein müsse. Wollte man der Gerüchteküche glauben, so befanden sich »anglo-katholische« Damen im Kriegsministerium; von jesuitischen Verschwörungen war die Rede, die man Henry Edward Manning andichtete. Kein Wunder, dass Florence aufgrund des eigenmächtigen Handelns von Sidney Herbert unter erheblichen Druck geriet. Der ohnehin äußerst begrenzte Wohnraum der Pflegerinnen ermöglichte es nicht, auch nur noch eine weitere Person unterzubringen. Außerdem hatte Mary Stanley an Sidney Herberts Frau Charakterskizzen der Frauen geschickt und eingestanden, dass ein Großteil im Grunde bereits viel zu alt für eine solche Mission sei.

Am Nachmittag des 15. Dezember ging Mr. Bracebridge in Konstantinopel an Bord der »Egypt« und bat die Reisegesellschaft, nicht auszusteigen. Als alle Versuche, in Konstantinopel Unterkunft und Beschäftigung zu finden, fehlschlugen, gab der militärische Befehlshaber des Lazaretts, William Paulet, die Empfehlung, die Reisenden zunächst in das Haus der britischen Botschaft nach Therapia zu schicken. Die Frauen waren fast mittellos, da sie den größten Teil ihres Geldes darin investiert hatten, in der ersten Klasse anzureisen.

Florence wurde bewusst, dass sie die Frauen nicht nach England zurückschicken konnte, ohne einen Skandal zu riskieren und ihre Mission in Frage stellen zu lassen. Zudem – so gab Lord Napier zu bedenken – konnte in Irland ein Aufstand ausbrechen, wenn die irischen Nonnen zurückgeschickt würden. Am Weihnachtstag schrieb Florence in einem Brief an Sidney Herbert den bildhaften Ausspruch, dass ihr Boot gekentert sei. »Noch klammere ich mich an seinem Boden fest. Aber wenn es einen Sturm gibt, wird er mich wegfegen.«

Ende Dezember wurde der Geldmangel der Gruppe bedenklich. Am 21. Dezember wurden Mary Stanley und Florence von Dr. Cumming und Mr. Bracebridge zusammengebracht. Mary Stanley legte den Plan vor: Zehn Protestantinnen und zehn katholische Nonnen sollten von ihren entsprechenden Geistlichen nicht als Pflegerinnen, sondern als weibliche Seelsorgehelferinnen beschäftigt werden. Florence lehnte weiterhin die Verantwortung für diese Gruppe ab, zumal ihr diese nicht zugewiesen worden war. Sie bot Mary Stanley aber an, sie von ihrem eigenen Geld zu unterstützen. Dies wurde – wenn auch ungern – angenommen.

Ende Januar 1855 sollte die türkische Kavalleriekaserne in Kulali in ein Lazarett verwandelt werden. Auf Rat von Lord Stratfort entschloss sich Mary Stanley dazu, dieses neue Spital mit Nonnen, Pflegerinnen und Damen zu übernehmen und auf ihre Weise zu leiten. Der britische Feldmarschall und Oberbefehlshaber Lord Raglan machte zur selben Zeit den Vorschlag, elf Pflegerinnen in das Hauptlazarett von Balaklawa zu senden. Fünf oder sechs sehr gute Pflegerinnen sollten in Skutari bleiben. Die restlichen Nonnen wurden in das Lazarett von Kulali übernommen.

Das Fiasko von Kulali

Florence erkannte bei einer Inspektion, dass sich das von Mary Stanley und ihren Frauen geführte Lazarett in Kulali als völlig unzulänglich erwies. Ihr Hauptkritikpunkt bestand darin, dass nicht genug Kontrolle und Organisation gegeben sei. Die Frauen waren nicht mit dem nötigen Ernst bei der Sache und reichten »ab und zu eine Fleischbrühe, die sie für die armen Helden gekocht hatten«. Florence schrieb an Sidney Herbert:

> *Ich protestiere mit allem Nachdruck, und zwar jetzt, bevor es zu spät ist, gegen die Art und Weise, wie in Kulali verfahren wird, das heißt gegen das »damenhafte« Verfahren. Es führt zu nichts als zu geistigem Flirt zwischen den Damen und den Soldaten.*

Als ein Lazarettschiff unvorhergesehen 300 Kranke brachte, saßen Mary Stanley und Lord Stratfort gerade beim Lunch. Für die Aufnahme der Patienten war nichts vorbereitet. Die Zahl der Eingelieferten stieg in den folgenden Tagen weiter an, und die völlig überforderte Mary Stanley sah schließlich den einzigen Ausweg darin, Florence in Skutari um Hilfe zu bitten. Ein weiteres Ansteigen der Patientenzahlen ließ Mary Stanley schließlich verzweifeln und die überstürzte Flucht in die Heimat antreten.

Währenddessen nahm die Sterblichkeit unter den Kranken in Kulali ständig zu. Am Ende war sie sogar höher als im Kasernenlazarett in Skutari, wo Seuchen eingeschleppt worden waren, an denen viele der Patienten starben.

Es war Königin Victoria, die Florence in dieser schweren Zeit unterstützte. In einer persönlichen Botschaft versicherte sie ihr, dass von Seiten des Königshauses »Ihre Güte, Ihre Hingabe und Selbstlosigkeit in der sanften Betreuung dieser kranken und verwundeten Soldaten mit höchster Billigung und Bewunderung« gesehen werde. Florence durfte einen Wunsch äußern, den ihr die Königin erfüllen wollte und der den Soldaten zugutekommen sollte. Florence wünschte sich, dass die Bestimmungen über die Besoldung der kranken Soldaten geändert würden. Diese sahen vor, dass von einem Soldaten, der wegen Krankheit im Lazarett war, ein doppelt so hoher Anteil seines Soldes einbehalten wurde wie bei einem Verwundeten, auch wenn die Krankheit eine direkte Folge seines Kriegseinsatzes war. Florence bat die Königin darum, Kranke und Verwundete in dieser Hinsicht gleichzustellen. Auch bat sie sie darum, vom Sultan einen Erlass zu erwirken, dass in Skutari gestorbene Soldaten ehrenvoll begraben werden konnten. Die Königin setzte beide Vorschläge in die Tat um. Dadurch wurde nicht nur deutlich, wie groß der Einfluss von Florence inzwischen war, sondern es wurde auch ihre Autorität vollkommen wiederhergestellt. »Es macht viel aus, wenn man die Großen zu Freunden hat«, schrieb Florence an Sidney Herbert.

Am Krimfieber erkrankt

Am 2. Mai 1855 segelte Florence den Bosporus hinauf, anschließend weiter über das Schwarze Meer bis zur tatarischen Krim nach Balaklawa, um das dortige Lazarett zu inspizieren. An Bord befanden sich vier Pflegerinnen, zwei Köche, ein Boy und 420 ihrer Patienten, die genesen waren und nun in ihre Regimenter zurückgeschickt wurden. In Balaklawa traf Florence auf die gleiche Ablehnung, die ihr die Militäroberen bei ihrer Ankunft in Skutari entgegengebracht hatten. Die Offiziere wollten keine Hilfe von Zivilisten annehmen. Sie verweigerten die Inspektion. Florence fühlte sich plötzlich schwach und müde. Am nächsten Tag brach sie während einer Unterredung zusammen. Der Chefarzt des Hauptlazaretts von Balaklawa stellte fest, dass sie am Krimfieber erkrankt war. Heute wissen wir, dass die richtige Diagnose »Brucellose« gewesen wäre. Diese durch Bakterien verursachte Krankheit, die zur damaligen Zeit noch nicht diagnostiziert werden konnte, sollte chronisch werden und Florence für den Rest ihres Lebens begleiten.

Alle Soldaten in Balaklawa trauerten, als sie die Nachricht von Florence' schwerer Erkrankung hörten. Mehr als zwei Wochen schwebte sie zwischen Leben und Tod. In ihren Fieberträumen schrieb sie beständig. Man konnte Florence nur ruhig halten, wenn man sie schreiben ließ. Deshalb gab man ihr Papier und Feder. Als es ihr schließlich wieder besser ging und dies in England bekannt wurde, machte es auf den Straßen die Runde.

Auch Lord Raglan kam an Florence' Krankenbett und unterhielt sich mit ihr. Am Abend dieses Tages telegrafierte er nach England, dass sie außer Gefahr sei. Von ihrer Genesung erfuhr auch Königin Victoria; diese war dankbar, dass – wie sie sagte – »eine so ausgezeichnete und wertvolle Persönlichkeit wie Florence gerettet« sei.

Als sie wieder in der Lage war, zu reisen, beschloss Florence, nach Skutari zurückzukehren. Alle hohen Beamten waren am Landungssteg, als sie mit dem Schiff dort eintraf. Aber man sah ihr Schwäche und Erschöpfung deutlich an. Sie wirkte abgemagert und bleich. Neben Ischiasbeschwerden, Ohrenschmerzen und einer chronischen Kehlkopfentzündung litt sie an Durchfall, Gliederschmerzen und Schlafstörungen. Auch äußerlich wirkte sie verändert. Die Ärzte hatten entschieden, ihr wegen ihrer Fieberanfälle das Haar kurz zu schneiden. Die Zeit der Genesung verbrachte sie im Haus der Botschaft, in Therapia, umgeben von Dingen, die sie erfreuen sollten. Von Sidney Herbert hatte sie aus England einen Terrier geschickt bekommen, und die Soldaten hatten ihr als Ersatz für die verstorbene Athena eine Eule geschenkt. Auch das Baby eines Sergeanten befand sich in ihrer Nähe. Die Erfahrungen, die Florence in dieser Zeit mit dem Baby machte, sollten später ein Kapitel in den »Notes on Nursing« bilden, das die Überschrift »Baby-Betreuung« trug.

Missgunst und Gerüchte

Nach ihrer Genesung kehrte Florence in das Lazarett nach Skutari zurück. Dort angekommen, erfuhr sie, dass die Bracebridges beschlossen hatten, zurück nach England zu fahren. Wer sollte an Stelle von Mrs. Bracebridge das Liebesgabenlager verwalten?

Bei den »Liebesgaben« handelte es sich um nützliche Dinge, die Privatpersonen aus England in Florence' Lazarett schickten, um sie den Soldaten zugutekommen zu lassen. Diese Päckchen enthielten nicht nur praktische Dinge wie Handschuhe oder warme Unterwäsche, sondern auch Naschereien, Branntwein, Nahrungsmittel und Seife. Königin Victoria sandte mehrere Wasserbetten für die Lagerung von Schwerverletzten. Florence ließ alle eingegangenen Gegenstände sorgfältig registrieren und sorgte dafür, dass die Bedürftigen diese Gaben erhielten.

Nachdem die Bracebridges abgereist waren, wurde gegen ein entsprechendes Gehalt eine Miss Salisbury mit der Verwaltung des Liebesgabenlagers beauftragt. Doch kaum, dass sie ihren Posten angetreten hatte, erhob sie in Briefen, die sie nach Hause schrieb, schwere Vorwürfe gegen Florence. Angeblich würde sie die Patienten vernachlässigen, die Liebesgaben verschwenden und am plötzlichen Tod einer Pflegerin nicht unschuldig sein. Die Briefe fielen Mary Stanley in die Hände, die ja nach London zurückgekehrt war.

Als plötzlich Nahrungsmittel, Getränke und Wäsche in großem Umfang aus dem Liebesgabenlager verschwanden und nach der Ursache gesucht wurde, beschuldigte Miss Salisbury die Pflegerinnen des Diebstahls. Diese wiederum beschuldigten Miss Salisbury, sodass Aussage gegen Aussage stand. Bei einer Durchsuchung kam die Wahrheit ans Licht: Miss Salisbury hatte in ihrem Raum Kisten und Kästen und alle Spalten und Ritzen mit Dingen vollgestopft, die sie aus dem Liebesgabenlager entwendet hatte.

Miss Salisbury warf sich auf die Erde, umklammerte Florence' Füße und flehte sie an, auf eine Anzeige zu verzichten und sie stattdessen heimreisen zu lassen. Florence ließ sich auf den Wunsch ein. Doch kaum war Miss Salisbury nach England zurückgekehrt, begann sie, Gerüchte über Florence in die Welt zu setzen.

Sie behauptete, sie sei schlecht behandelt worden und Florence lasse die Liebesgaben im Lager verderben. Sie, Miss Salisbury, habe sich nicht persönlich an den Dingen bereichern wollen, sondern sie nur genommen, um sie ihrem eigentlichen Zweck zuzuführen und an die Soldaten zu verteilen, für die sie bestimmt waren. Warum sonst habe Florence, als sie von dem Diebstahl erfuhr, nicht die Polizei rufen und sie verhaften lassen?

Miss Salisbury setzte sich mit Mary Stanley in Verbindung; gemeinsam verfassten beide eine Anklageschrift gegen Florence, in der es u. a. hieß, dass Miss Salisbury nach England abgeschoben worden sei, ohne dass sie sich habe rechtfertigen können. Mary Stanleys Beziehungen reichten so weit, dass die Klageschrift beim Kriegsministerium vorgelegt wurde.

Das Ministerium hatte sich mittlerweile in zwei Parteien gespalten: eine, die sich für Reformen aussprach, und eine, die dagegen war. Miss Salisburys Klage wurde Mr. Benjamin Haves vorgelegt, einem Unterstaatssekretär, der Florence und ihre Mission ablehnte. Florence wurde schriftlich aufgefordert, sich für ihr Verhalten zu rechtfertigen. Sie müsse das Liebesgabenlager wieder in Ordnung bringen. Als die Anklagen gegen Florence in London bekannt wurden, machte sich ihre Tante Mai als praktische und moralische Stütze auf den Weg nach Skutari und kam dort am 16. September 1855 an. Sie brachte einen Lagerverwalter für die Liebesgaben mit, der Florence entlasten sollte.

»Die Leute stellen sie sich gewöhnlich am Bett des Soldaten vor«, schrieb Tante Mai am 18. September 1855. »Wie leicht, wie befriedigend, wenn das alles wäre! Die eigentliche Mühsal besteht in der Unmenge der Schreibereien und Gespräche, in dem Verkehr mit Gemeinheit, Selbstsucht und Dummheit.«

Mr. Bracebridge redet zu viel

Florence hatte es im Lauf der Zeit geschafft, zu den Offizieren und Lazarettärzten eine gute Beziehung aufzubauen. Die Stimmung änderte sich schlagartig, als am 16. Oktober 1855 in der »Times« ein Bericht über einen Vortrag erschien, den Mr. Bracebridge im Rathaus von Coventry gehalten hatte. Der Vortrag bezog sich auf die Befehlshaber der britischen Armee und auf ihre Ärzte, die er unter Nennung ihres Namens abwertete. Er bezeichnete sie als »unwissend« und »gefühllos« und bezog sich nicht nur auf Tatsachen, sondern auch auf Gerüchte. So behauptete er zum Beispiel, dass einige Ärzte die Soldaten misshandeln würden, obwohl es dafür keine Beweise gab. Die Äußerungen von Mr. Bracebridge erweckten bei der Heeressanitätsleitung den Eindruck, Florence habe zu einem Presseangriff auf sie angestiftet.

Florence' Entrüstung über diese Art der Berichterstattung war vollkommen berechtigt. Sie wandte sich entschieden gegen diese Darstellung. Doch die Folgen, die daraus entstanden waren, ließen sich nicht mehr rückgängig machen. Untere Beamte erkannten sie nicht mehr als Autorität an. So weigerte sich zum Beispiel der Fouragemeister, ihre Schecks einzulösen. Und als sie das Hauptlazarett besuchte, ließ man sie einfach stehen. Florence schrieb an Sidney Herbert:

> *Hier gibt es keinen Beamten, der mich, wenn er nur könnte, nicht verbrennen würde wie die Jungfrau von Orleans, aber sie wissen, dass das Kriegsministerium mich nicht vor die Tür setzen kann, weil die Nation auf meiner Seite steht. Das ist meine Lage.*

Auf dem Kriegsschauplatz hatte Florence zwar an Ansehen eingebüßt – in England hingegen war sie mittlerweile zu einer nationalen Heldin geworden, die jeder kannte und verehrte.

Florence wird zur Legende

Überlebende der britischen Armee, die inzwischen nach England zurückgekehrt waren, hatten die Geschichte von Florence und ihrem Wirken im Kasernenlazarett verbreitet. Überall dort, wo Menschen zusammenkamen – ob in Pubs oder in Hinterhöfen –, erzählte man von ihr. Obwohl auch die Reichen romantische Gefühle mit der Geschichte der Frau, die an Jeanne d'Arc erinnerte, verbanden, sprach Florence vor allem arme Menschen an. »Das Volk liebt dich«, schrieb Parthe an Florence. In zahlreichen Versen und unzähligen Liedern wurde Florence gepriesen:

Sie will keinen Lohn, denn ihr Herz meint es gut,
sie weiht den Soldaten ihr Gut und ihr Blut.
Sie betet für sie, gibt Frieden den Armen,
sie schenkt den Soldatenseelen Erbarmen.
Von der Lieb' der Verwundeten weiß jedermann,
sie seh'n sie als Königin, Retterin an.
Gott schütz' sie und schenke Kraft ihrer Seel'.
Ein Himmelsgeschenk ist Miss Nightingale.

Das Volkslied »Der Lotse, der dem Sturme trotzt« wurde auf Florence umgeschrieben: »Schön Florence, die dem Sturme trotzt«. Weitere Lieder trugen Titel wie »Gott schütz Miss Nightingale«, »Engel mit süß-ermunterndem Lächeln«, »Der Stern im Osten«, »Der Schatten auf dem Kissen«, »Das Hoch der Soldaten«.

In der Öffentlichkeit war die Nachfrage nach einem Porträt von Florence groß. Aber ihre Familie wollte ihr Abbild nicht in jedermanns Hand wissen und gab deshalb keins heraus. Die Leute mussten sich also weiterhin in der Phantasie ein Bild von ihr machen. Wie weit die Realität von diesen Vorstellungen abwich, zeigte sich zum Beispiel daran, dass sie mit dunklem Haar und mit einem spanischen Kamm im Haar gezeichnet wurde oder als goldhaarige Miss in einer Rosenlaube. Schiffe und Rennpferde trugen ihren Namen, neugeborene Mädchen wurden Florence genannt, und in Madame Tussauds Wachsfigurenkabinett war das Gruppenbild »Große Darstellung von Miss Nightingale« sehr beliebt, das Florence zeigte, die Kranke und Verwundete pflegte.

Die große Sympathie, die das Volk ihr entgegenbrachte, führte zur Gründung des Nightingale-Fonds, der Florence nach Kriegsende in die Lage versetzen sollte, ein »Institut zur Schulung und zum Schutz von besoldeten und unbesoldeten Pflegerinnen« zu errichten. Der Nightingale-Fonds war bereits 1855 ins Leben gerufen worden. Er gilt als der erste Spendenaufruf, der sich an alle Schichten der britischen Bevölkerung wendete. Unterstützt wurde er von namhaften Persönlichkeiten Großbritanniens. General William John Codrington regte an, dass Armeeangehörige einen Tagessold spenden sollten. Der größte Teil der Zuwendungen stammte von Angehörigen der Mittel- und Oberschicht, aber fast ein Viertel der 44.039 Pfund, die zusammenkamen, stammte von einfachen Soldaten.

Allerdings wohnte Florence' Familie der Gründungsversammlung nicht bei. Parthe und Fanny hatten Angst davor, von ihren Gefühlen überwältigt zu werden, und W.E.N fürchtete, eine Rede halten zu müssen. Nachdem alles vorüber war, hielt Fanny einen Empfang im Burlington-Hotel ab. Sie schrieb darüber an Florence:

> *Der 29. November. Der interessanteste Tag im Leben Deiner Mutter. Es ist sehr spät, mein Kind, aber ich kann nicht ins Bett gehen, ohne Dir zu sagen, dass Deine Versammlung einfach glorreich war … So etwas ist noch nie dagewesen, aber in Zukunft werden, wie Dein Beispiel zeigt, sich die Herzen mancher Mütter freuen können.*

Florence selbst hielt es für ihre Arbeit nicht für förderlich, dass sie mit so viel Ruhm bedacht wurde. Sie war aber zufrieden darüber, dass es ihrer Familie – und vor allem ihrer Mutter – so gut gefiel.

Der Ruf der Soldaten wandelt sich

> *Sie lehrte Offiziere und Beamte, die Soldaten als Christenmenschen zu behandeln.*

Der Kriegsberichterstatter William Howard Russell beschrieb das Leiden der britischen Truppen vor Sewastopol in gespenstischen Szenen:

> *Kein Dichter hat je einen gespenstischeren Zug erfunden … Mit geschlossenen Augen, klaffenden Mündern und geisterhaft abgezehrten Zügen wurden sie zwei und zwei dahergetragen, und der dünne Atemstrom, der in der frostigen Luft sichtbar wurde, war das einzige Lebenszeichen. Eine Gestalt war das reine Grauen, eine Leiche, die aufrecht an ihrem Sitz festgebunden war … Ohne Zweifel war der Mann auf dem Weg zum Hafen gestorben … Einem anderen Mann hing die Haut und das rohe Fleisch von den Fingern, und die bloßen Knochen ragten in die kalte Luft, ohne Verband und sogar ohne irgendeine Bedeckung.*

Florence sah in den Soldaten Opfer, die sie beschützen wollte. Sie hatte sich selbst zum Ziel gesetzt, die Situation und den Ruf der Soldaten zu verbessern. Ihr war aufgefallen, dass diese nicht nur negative, sondern auch viele positive Eigenschaften besaßen. Todesmutig riskierten sie im Krieg für ihre Kameraden ihr Leben. Florence hatte eine starke Zuneigung zu den Soldaten entwickelt. Sie teilte die landläufige Meinung über ihre Skrupellosigkeit, Zügellosigkeit und Nichtsnutzigkeit nicht. In ihren Briefen nannte sie sich selbst »die Mutter von fünfzigtausend Kindern«. In einer persönlichen Aufzeichnung heißt es: »Niemand kann mit der Armee fühlen, wie ich es tue. Man muss diesen langen schrecklichen Winter erlebt haben, um zu wissen, wie es war. Ich kann es nie vergessen.«

Florence versuchte, die Ursachen für die Probleme der Soldaten zu finden. So ging sie zum Beispiel der Frage nach, warum sie den geringen Lohn, den sie erhielten, regelmäßig in Alkohol umsetzten. Dabei stellte sie fest, dass die Soldaten nach der Genesung in Kontakt mit Leuten kamen, die Schnaps ausschenkten. Nicht selten war der Schnaps mit Methanol gepanscht. Die Offiziere standen dem Umstand, dass dies tödliche Folgen für ihre Leute haben konnte, in der Regel völlig gleichgültig gegenüber.

Florence eröffnete ein kleines Lesezimmer für diejenigen Soldaten, die schon auf dem Weg der Besserung waren, aber das Lazarett noch nicht verlassen konnten. Bei dieser Gelegenheit fand sie heraus, dass ein Großteil der Soldaten Analphabeten war und weder lesen noch schreiben konnte. Florence' Wunsch, einen Lehrer einstellen zu dürfen, wurde ihr von Lord Paulet abgeschlagen. »Sie verwöhnen diese Kerle allzu sehr«, lautete seine Begründung.

Florence entdeckte auch die Ursache für das exzessive Trinken. Sie stellte fest, dass die Soldaten ihren Lohn vertranken, weil sie das Geld nicht durch den Zahlmeister nach Hause schicken wollten. Sie befürchteten, man könne ihre Unwissenheit ausnutzen und sie betrügen. Obwohl es zusätzliche Arbeit bedeutete, richtete sich Florence einen Nachmittag in der Woche ein, an dem sie sich in ihr Zimmer setzte und das Geld eines jeden Soldaten in Empfang nahm, der es nach Hause schicken wollte. Auf diesem Wege kamen im Monat mehr als tausend Pfund zusammen. In weniger als einem halben Jahr wurden 7.100 Pfund, die ansonsten vertrunken worden wären, in die Heimat geschickt. Florence sorgte auch dafür, dass die Soldaten keinen Schnaps mehr erhielten. Nach und nach kehrte im Kasernenlazarett immer mehr Ordnung und Disziplin ein.

In der wenigen freien Zeit, die Florence zur Verfügung stand und die sie außerhalb der Krankenzimmer verbrachte, schrieb sie Briefe an Hinterbliebene und teilte ihnen die letzten Worte ihrer verstorbenen Söhne oder Ehemänner mit, um auf diesem Weg Trost zu spenden. Einer dieser Briefe, den Florence im September 1855 an eine Frau namens Mary Hunt schrieb, lautete:

> *Zu meinem Bedauern ist es meine traurige Pflicht, Sie davon in Kenntnis zu setzen, dass ihr Sohn am letzten Sonntag in diesem Krankenhaus verstorben ist. … Er litt an einer chronischen Dysenteritis und entschlief sanft, ohne viel leiden zu müssen. Wir haben alles Erdenkliche getan, ihn bei Kräften zu halten, am Ende vergebens. Er bekam jede halbe Stunde kräftigende Speisen, sofern er sie zu sich nehmen konnte, und wenn er nach etwas verlangte, beschafften wir es sogleich für ihn. … Er sprach viel von seiner Mutter und erlegte uns in den letzten Augenblicken seines Lebens die Verpflichtung auf, Ihnen dies zu sagen. Vor allem war er in Sorge, dass seine Mutter den ihm noch zustehenden Sold erhalten und erfahren sollte, dass er nichts ausbezahlt bekommen hatte, seit er England verließ. … Es soll Ihnen ein Trost sein zu wissen, dass die Ärzte und Schwestern ihm ständig die sorgfältigste Pflege angedeihen ließen.*

Im September 1855 wurde für die Soldaten ein großer Erholungsraum eröffnet, das sogenannte Inkerman-Café. Florence ließ sich aus England Schreibmaterial, Karten, Geduldsspiele, Schach- und Mühle-Bretter und jede Menge Bücher schicken. Ein zweiter Erholungsraum wurde in einer hölzernen Hütte im Hof des Kasernenlazaretts eröffnet. Frauen war der Zutritt verboten. Die Offiziere äußerten die Befürchtung, dass die Soldaten das Briefpapier stehlen und vertrinken würden. Doch es gab nicht ein einziges Mal einen solchen Fall. »Die Soldaten saßen da und lasen oder schrieben ihre Briefe, und die Bibliothek des Britischen Museums hätte keinen ruhigeren und ordentlicheren Anblick bieten können«, schrieb Florence in einem Brief.

Im Frühling 1856 konnten vier Klassen gegründet werden, die von professionellen Lehrern geleitet wurden. Die Soldaten nahmen das Lehrangebot dankbar an. Bald gab es in den Räumen keinen freien Platz mehr. Singklassen wurden eingerichtet und ein kleines Theater, das von den Soldaten ordentlich geführt wurde. Die Gesunden spielten Fußball, die Kranken beschäftigten sich mit Domino und Schach.

Florence hatte es geschafft, das Ansehen des einfachen Soldaten und der Pflegerin in der Öffentlichkeit zu wandeln. Die Leute waren stolz auf die Soldaten. Die Vorstellung vom uniformierten Trunkenbold wurde im Winter 1855/56 begraben und lebte nie wieder auf. Auch das Bild der Pflegerinnen als lüsterne Weiber hatte sich gewandelt. In den Wirren des Krimkrieges war eine tiefgreifende Umwälzung vor sich gegangen.

DIE JAHRE NACH DEM KRIMKRIEG

Das Ende des Krimkrieges

Am 30. März 1856 wurde in Paris der Friedensvertrag zwischen dem Osmanischen Reich mit seinen Verbündeten Frankreich und Großbritannien einerseits und Russland andererseits geschlossen. Die Pflegerinnen begannen, die Krim in kleinen Gruppen zu verlassen und Richtung Heimat zu reisen.

Florence hatte es nicht eilig, die Heimreise nach England anzutreten. Sie hielt sich noch eine Weile in Skutari auf, bis am 16. Juli 1856 ihre Aufgabe endgültig erfüllt war und der letzte Patient das Kasernenlazarett verlassen hatte. Zwölf Tage später, am 28. Juli, bestieg sie mit ihrer Tante Mai in Konstantinopel ein Schiff, das sie nach Marseille bringen sollte. Die britische Bevölkerung hatte ein starkes Verlangen, Florence zu ehren. Die Regierung plante sogar, dass Regimenter mit Militärmusik-Corps ihr entgegenmarschieren und ihr in jeder Stadt, in der das Schiff anlegte, Ovationen dargebracht werden sollten. Parthe unterstützte dieses Vorhaben und bat die Regierung in einem Schreiben darum, »dass man Florence überall dort, wo auch immer sie bei Tag oder Nacht ankommen sollte, Regimentsmusik schicke, um ihr aufzuspielen«.

Um all diesen Ehrungen zu entgehen und während der Fahrt nicht erkannt zu werden, reiste Florence mit Tante Mai inkognito, unter dem Familiennamen ihrer Tante, zurück nach England als Miss und Mrs. Smith. Ein Beauftragter der Königin, der die Formalitäten erledigte und der von der Regierung über die wahre Identität der Reisenden aufgeklärt worden war, reiste mit demselben Schiff. Von Marseille nahmen sie den Landweg nach Paris. Florence wollte in der Rue du Bac 120 Clarkey besuchen, traf aber nur Julius Mohl an. Clarkey hielt sich zu dieser Zeit in England auf. Florence blieb über Nacht und setzte ihre Reise nach England am nächsten Tag fort. Dort angekommen, stattete sie zunächst den Benediktinerinnen von Bermondsey einen Besuch ab. Nonnen dieses Klosters hatten unter ihrer Leitung als Pflegerinnen gearbeitet. Am Nachmittag stieg sie in den Zug nach Norden und ging am Abend zu Fuß den Weg vom Bahnhof nach Lea Hurst. Ihre Eltern und ihre Schwester saßen im Salon, der sich im hinteren Teil des Hauses befand. Die Haushälterin, Mrs. Watson, hörte die Türglocke, lief zur Tür und brach vor Freude in Tränen aus, als sie Florence erblickte.

Florence' Kampf um Reformen

Florence wurde von Erinnerungen aus dem Krimkrieg verfolgt. »Nie kann ich es vergessen« lautet ein Satz, den sie in ihren persönlichen Aufzeichnungen und Briefen ständig wiederholte.

> *Im Krimkrieg sind siebenmal so viele Soldaten an Krankheiten gestorben wie an Verletzungen. Durch das unglaublich primitive Gesundheitswesen sind mehr Menschen umgekommen als durch russische Kugeln und Bajonette. Neuntausend meiner Kinder liegen aus Gründen, die man hätte verhindern können, in ihren vergessenen Gräbern. Aber ich kann es nie vergessen.*
> *Für jene, die im Dienst ihres Landes gelitten haben und gestorben sind, können wir nichts mehr tun. Sie brauchen unsere Hilfe nicht mehr. Ihr Geist ist bei Gott, der ihn gab. Uns bleibt nur, dafür zu kämpfen, dass ihre Leiden nicht vergeblich waren – aus der Erfahrung zu lernen, damit solche Leiden in Zukunft durch Vorsorge und gute Einrichtungen verringert werden.*

Sie kritisierte vor allem das Verwaltungssystem, das für die katastrophalen Zustände auf der Krim verantwortlich war und noch keine Veränderung erfahren hatte. In den Lazaretten, die die britische Armee unterhielt, kamen weiterhin – auf dieselbe Art und Weise wie im Krimkrieg – Menschen ums Leben. Reformen, die das britische Sanitätswesen grundlegend erneuern würden, waren also dringend erforderlich. Florence wusste, dass ihr für dieses Vorhaben nicht viel Zeit blieb. Noch saß das Trauma tief, das die Krimkatastrophe in der Bevölkerung verursacht hatte. Aber bald würde das, was auf der Krim passiert war, in Vergessenheit geraten. Florence fühlte sich dazu berufen, im Namen der britischen Soldaten den Kampf um die Reformen zu führen: »Ich stehe am Altar der Ermordeten. Und solange ich lebe, will ich für ihre Sache kämpfen«, schrieb sie im August 1856.

Von Seiten der Regierung hatte man die Verhältnisse in der Armee bei Sewastopol und das Versagen der Regierungsstellen, die für die Versorgung der Soldaten zuständig gewesen waren, gründlich untersuchen lassen. Die Versäumnisse, die dabei ans Licht kamen, führten dazu, dass Sidney Herbert, der 1852–1855 als »Secretary at War« Mitglied der Regierung war, von seinem neuen Amt als Kolonialminister in der Whig-Regierung unter Lord Palmerston nach nur zwei Wochen zurücktrat. Lord Panmure, der als Vorgänger Herberts 1846–1852 Secretary at War gewesen war, wurde 1855 zum Kriegsminister ernannt.

Im selben Jahr beantragte Lord Panmure – auf Florence' Wunsch hin – die Bildung einer Reformkommission, deren Vorsitzender Sidney Herbert wurde. Florence durfte als Frau nicht Mitglied einer Royal Commission sein. Dass sie dennoch Einfluss auf die Entscheidungen, die dort getroffen wurden, nehmen konnte, verdankte sie in erster Linie Sidney Herbert, der sie bat, ein Gutachten zu erstellen. Auch der Arbeitsauftrag für die Mitglieder der Kommission war von Florence verfasst worden. Sidney Herbert übernahm ihn ohne Änderung.

Die Analysen, die Florence für ihren Bericht vornahm, belegten gravierende Probleme bei der militärischen Gesundheitsfürsorge. Die Sterblichkeitsrate unter den jungen Soldaten in den Kasernen war in Friedenszeiten doppelt so hoch wie die in der

Zivilbevölkerung. An einigen Orten war sie sogar fünfmal so hoch. Das war ein erschütterndes Ergebnis – britische Soldaten waren normalerweise zwischen 20 und 35 Jahre alt und gehörten damit einer Altersgruppe mit geringer Sterblichkeitsrate an. In ihrem Bericht an die britische Regierung fand Florence dafür deutliche Worte:

> *Es ist so, als ob man Jahr für Jahr anderthalbtausend der gesündesten jungen Männer Englands erschösse.*

Eine unerwartete Möglichkeit, auf die Ergebnisse der Untersuchungen aufmerksam zu machen, bot sich Florence, als die Königin und ihr Prinzgemahl Albert von ihren Erfahrungen hören wollten und sie auf Schloss Balmoral nach Schottland einluden. Das war genau das, was Florence wollte: der Königin und ihrem Mann von ihren Erfahrungen berichten und ihnen Reformvorschläge unterbreiten. Albert, der eine hohe Bildung und ein breites Allgemeinwissen besaß, interessierte sich sehr für die Belange der Armee. Florence sah in dem Treffen die große Chance, drei Ziele zu erreichen. Die sanitären Bedingungen sollten verbessert, die Verwaltung und Organisation der Kasernen und Lazarette sollten reformiert und das Ausbildungswesen und die Geschäftsführung der Heeres-Sanitätsabteilung sollten überprüft werden. Auch erhoffte sie sich von der Unterredung mit dem königlichen Paar, dass die Lebensbedingungen der gemeinen Soldaten in Krieg und Frieden sowie ihre Verpflegung und Behandlung während Krankheit und Gesundheit wissenschaftlich untersucht würden.

Die Audienz dauerte zweieinhalb Stunden. Florence konnte die Königin und ihren Mann von ihren Reformvorstellungen überzeugen, und dieser Besuch sollte nicht die letzte Begegnung zwischen ihnen sein. Allerdings konnte das königliche Paar Vorschläge machen und Anstöße geben, aber keine politischen Entscheidungen treffen. Reformen durchsetzen konnte nur der Premierminister.

Im Februar 1858 publizierte die Untersuchungskommission zum Sanitätswesen ihre Ergebnisse, die im Wesentlichen den Anregungen von Florence folgten. Dieser wichtige Schritt wurde zum Meilenstein und sorgte für die Einrichtung eines Statistischen Amtes innerhalb des Kriegsministeriums. Außerdem wurde eine Ausbildungseinrichtung für Militärärzte gegründet, die Regeln für Militärlazarette wurden überarbeitet und das Royal Army Medical Department umstrukturiert.

Zwischen 1858 und 1861 wurde jede britische Kaserne und jedes Militärkrankenhaus auf den Zustand der sanitären Anlagen, der Trinkwasserversorgung und Abwasserbeseitigung untersucht und gegebenenfalls umgebaut. Die Ernennung von Sidney Herbert zum Kriegsminister im Jahr 1859 erleichterte die Maßnahmen.

Statistiken für Reformen

Florence suchte in London Dr. William Farr auf, einen Experten für Fragen der Sozialstatistik, der – ebenso wie sie – die Miasmentheorie vertrat. Diese Theorie besagte u. a., dass Epidemien von den schlechten Gerüchen verrottender organischer Stoffe ausgelöst würden. So nahm man z. B. zur damaligen Zeit an, dass Menschen fettleibig würden, wenn sie den Geruch von Nahrungsmitteln einatmeten. Dr. Farr war überzeugt davon, dass Cholera nicht von Wasser, sondern von verschmutzter Luft übertragen werde. Der Beseitigung von Ausdünstungen, die durch Unrat und Abfälle entstanden, kam deshalb in den Städten ein hoher Stellenwert zu.

Erst nach 1880 setzte sich – aufgrund neuer Erkenntnisse von Robert Koch und anderen Ärzten – die Keimtheorie durch und löste die Miasmentheorie ab. Mehr und mehr erkannte man den Zusammenhang zwischen bestimmten Keimen und spezifischen Krankheiten.

Im Jahr 1839 war Dr. Farr der »Royal Statistical Society« beigetreten, in der er u. a. in der Rolle des Präsidenten aktiv war. Die Sozialstatistik war zur damaligen Zeit eine völlig neue Disziplin, die Zahlen ermittelte und didaktisch aufbereitet darstellte.

Florence setzte sich intensiv mit Fragen der Statistik auseinander. Bahnbrechend war ihr Manuskript mit dem Titel »Notes on Matters Affecting the Health«, das in Deutschland unter dem Titel »Bemerkungen über Fragen der Hygiene, Wirksamkeit und Lazarettverwaltung der Britischen Armee« erschien. Sie ließ ihr Buch in einer kleinen Auflage drucken und schickte am 11. Oktober 1858 ein Exemplar an Königin Victoria. In dem Buch wies sie unter anderem nach, dass die Gesundheit der Soldaten sich auf ihre Fähigkeiten im Kampf auswirkte.

Florence analysierte umfassend Ursachen, Verlauf und Auswirkungen der Krimkatastrophe und veranschaulichte sie in dem von ihr erfundenen Polardiagramm. Mit dieser Art der Darstellung wollte sie sicherstellen, dass auch die zuständigen Politiker und Beamten die Analyse verstehen und die richtigen Schlüsse ziehen konnten.

Ferner begründete sie die Notwendigkeit einer speziellen militärmedizinischen Ausbildung und Betreuung, da die Mehrzahl der Toten nicht während der Kampfhandlungen, sondern an Cholera und Skorbut gestorben war. Und sie setzte sich das Ziel, die Lebensbedingungen der einfachen Soldaten auch in Friedenszeiten zu verbessern:

> *Lasst die Vergangenheit begraben sein, aber ändert das System, sodass der Soldat wenigstens in Zukunft menschenwürdig behandelt wird!*

1858 wurde Florence das erste weibliche Mitglied der Royal Statistical Society; 1912 erhielt sie posthum die Ehrenmitgliedschaft der American Statistical Association.

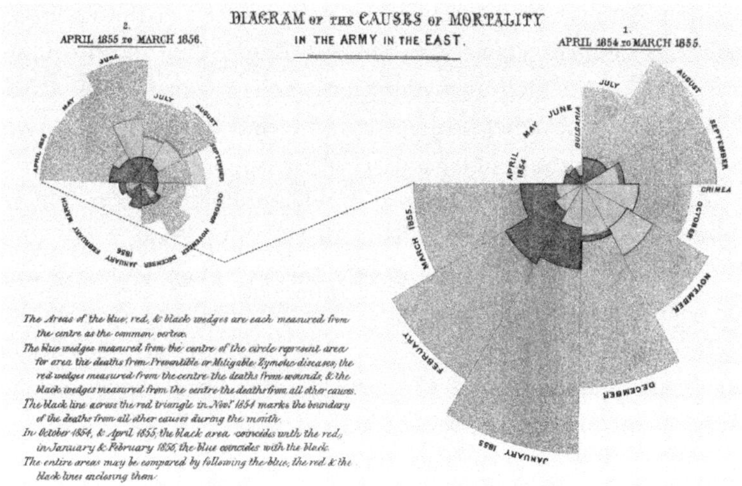

Abb. 19: Das Polardiagramm, das Florence Nightingale erfand. Es wird deutlich, dass die Sterblichkeit zunächst von Monat zu Monat zunahm und gegen Ende des Krieges geringer wurde. Verschiedene Farben zeigen unterschiedliche Todesursachen.

Das Royal Victoria Hospital in Netley

Aufgrund ihrer langjährigen Erfahrungen im Bereich des Lazarettwesens wurden Florence vom Kriegsministerium die Baupläne des Royal Victoria Hospitals in Netley vorgelegt. Es war noch vor Ausbruch des Krimkrieges geplant worden und sollte 1000 Betten fassen. Florence lehnte das Projekt ab mit der Begründung, dass die Licht- und Luftzufuhr stark eingeschränkt sei. Die geruchsbelästigende Küche befand sich in einem geschlossenen Hof. Als Anhängerin der Miasmentheorie und des Pavillonsystems fand Florence die Planungen unzumutbar, denen zufolge die Krankensäle an der Seite eines Korridors lagen, anstatt im Gelände verteilt und durch Wege miteinander verbunden zu sein.

Doch der Bau war bereits so weit fortgeschritten, dass man kaum noch Änderungen vornehmen konnte, und ein Abriss kam nicht in Betracht. Immerhin hatte man bereits 70.000 Pfund eingesetzt. Schließlich wurde der Bau des Royal Victoria Hospitals fortgesetzt. Die Meinungsverschiedenheiten wurden als »Netley-Affäre« bezeichnet und verschlechterten das Verhältnis zwischen Lord Panmure und Florence erheblich.

Florence hatte wieder unter einem Krankheitsschub zu leiden. Schon während des Krieges hatte sie dauernd Erkältungen und Erschöpfungszustände gehabt. In schwerkrankem Zustand war sie nach England zurückgekehrt. Obwohl die Ärzte ihr absolute Ruhe verordnet hatten, schonte sie sich nicht, sondern besichtigte weiterhin Kasernen und Militärhospitäler. Ihre selbstgestellte Aufgabe zwang sie zur Weiterarbeit.

Mittlerweile lebte Florence im Burlington-Hotel. In einem Nebengebäude hatte sie ein kleines Apartment bezogen. Sie versuchte dort, die nötige Ruhe für sich zu finden. Außenstehende – aber auch sie selbst – glaubten, dass sie nicht mehr lange zu leben habe. Trotzdem galt Florence' Sorge nicht sich selbst, sondern dem Reformprogramm, von dem sie glaubte, es nicht fortsetzen zu können.

Sie machte ihr Testament und gab Anweisungen für ihre Beisetzung. Mitte Oktober verbesserte sich ihr Zustand etwas, und sofort nahm sie den Kampf gegen die Reformgegner wieder auf. Da sie häufig aus gesundheitlichen Gründen ihr Apartment nicht verlassen konnte, kamen alle hochrangigen Persönlichkeiten, die sie sprechen wollten, zu ihr.

Florence' Eltern und ihre Schwester waren im November 1856 ebenfalls ins Burlington-Hotel gezogen. Während W.E.N schon nach einiger Zeit in seine Bibliothek nach Embley zurückkehrte, blieben Fanny und Parthe bei Florence und gingen in der Rolle als Mutter und Schwester einer öffentlichen Berühmtheit auf. Zwar beteuerten sie Florence ständig ihre Liebe, doch die Art und Weise, in der sie mit ihr umgingen, war alles andere als liebevoll. So nahmen sie zum Beispiel auf Florence' Privatsphäre keinerlei Rücksicht. Während Florence im Salon des Burlington-Hotels arbeitete, empfingen Fanny und Parthe dort ihre Freunde und unterbrachen Florence, wann immer sie Lust dazu hatten. Fanny und Parthe besaßen einen Wagen, aber sie stellten ihn Florence nicht zur Verfügung. Sie musste sich entweder eine Mietkutsche nehmen oder mit dem Omnibus fahren, was zur damaligen Zeit für eine Dame ihres gesellschaftlichen Standes außergewöhnlich war. Es kam nicht selten vor, dass Florence bei Wind und Wetter umherlief, weil kein Wagen und kein Omnibus zu bekommen war.

Die Zimmer im Burlington-Hotel waren dunkel und konnten nur schwer gelüftet werden. Florence ging die Arbeit nur mühsam von der Hand. Zehn Jahre später schrieb sie an Clarkey, wie sie ihre Mutter und ihre Schwester in diesem Sommer erlebt hatte:

> *Ihre ganze Beschäftigung bestand darin, auf dem Sofa zu liegen und einander zu bitten, sich doch ja nicht beim Blumenordnen zu überanstrengen. Ich kann dir nicht beschreiben, was für einen Eindruck das auf mich machte.*

Florence konnte es nicht fassen, dass zwei Leute, die völlig gesund waren, ihr Leben mit Nichtstun verbrachten, während sie jeden Tag bis zur völligen Erschöpfung arbeitete. Im August 1857 erlitt sie einen Zusammenbruch. Fortan konnte sie nur noch eine halbe Stunde ohne Unterbrechung arbeiten. Nach jeder längeren Anstrengung war ihre Erschöpfung so groß, dass sie ohnmächtig wurde.

Doch ihr Zusammenbruch hatte auch Vorteile. Vom Sommer 1857 an benutzte sie ihre Krankheit als Waffe, um von Fanny und Parthe die nötige Ruhe einzufordern, nach der sie sich so sehr sehnte.

Sidney Herbert stirbt

1859 wurde Sidney Herbert zum Kriegsminister ernannt. Er setzte sich aus Überzeugung für die Reformen ein. Er war pflichtbewusst und hatte feste Grundsätze. »Täglich bin ich immer mehr davon überzeugt, dass in der Politik, wie in allem, nichts recht sein kann, das nicht in Einklang steht mit dem Geist des Evangeliums«, schrieb er Florence in einem Brief. Er unterschrieb Erlasse im Sinne der Gesundheitsreform, doch ihre Ausführung wurde von der Ministerialbürokratie vereitelt. Die Verteilung der Kompetenzen war mittlerweile so verworren, dass praktisch jeder einfache Beamte Anordnungen, die von ganz oben kamen, sabotieren konnte. Der Verwaltungsapparat stand der Gesundheitsreform im Wege. Man hätte – bevor man mit den Reformen beginnen konnte – das Kriegsministerium reformieren müssen. Als Florence Nightingale und Sidney Herbert dies erkannten, packten sie die schwierige Aufgabe an, das War Office umzustrukturieren.

Bald aber tauchte ein neues Hindernis auf: Sidney Herbert war schwerkrank und wurde immer schwächer. Er zeigte Symptome einer Nervenentzündung. Doch Florence nahm auf seinen Zustand ebenso wenig Rücksicht wie auf ihren eigenen und trieb ihn unerbittlich zur Arbeit an. Unterstützt wurde sie in dieser Haltung von Sidney Herberts Frau Liz, die ebenfalls der Meinung war, dass ihr Mann sich nicht schonen müsse. »Arbeit ist die beste Therapie und Kopfschmerzen sind für hysterische Weiber«, lautete ihre Meinung. Außerdem hatte sich Florence im Kampf um die Reformen selbst bis zur völligen Erschöpfung aufgeopfert. Doch Sidney Herbert war am Ende seiner Kraft. Er konnte die Anforderungen, die an ihn gestellt wurden, nicht mehr erfüllen. Trotzdem schrieb ihm Florence im Dezember 1860: »Ich glaube nicht, dass es in Ihrer Konstitution Anzeichen dafür gibt, dass Ihre Krankheit das Übergewicht erlangt. Im Gegenteil.«

Ab Anfang Juni musste Sidney Herbert auf strikten ärztlichen Rat hin ruhen, da er nun auch noch an einer schweren Nieren-

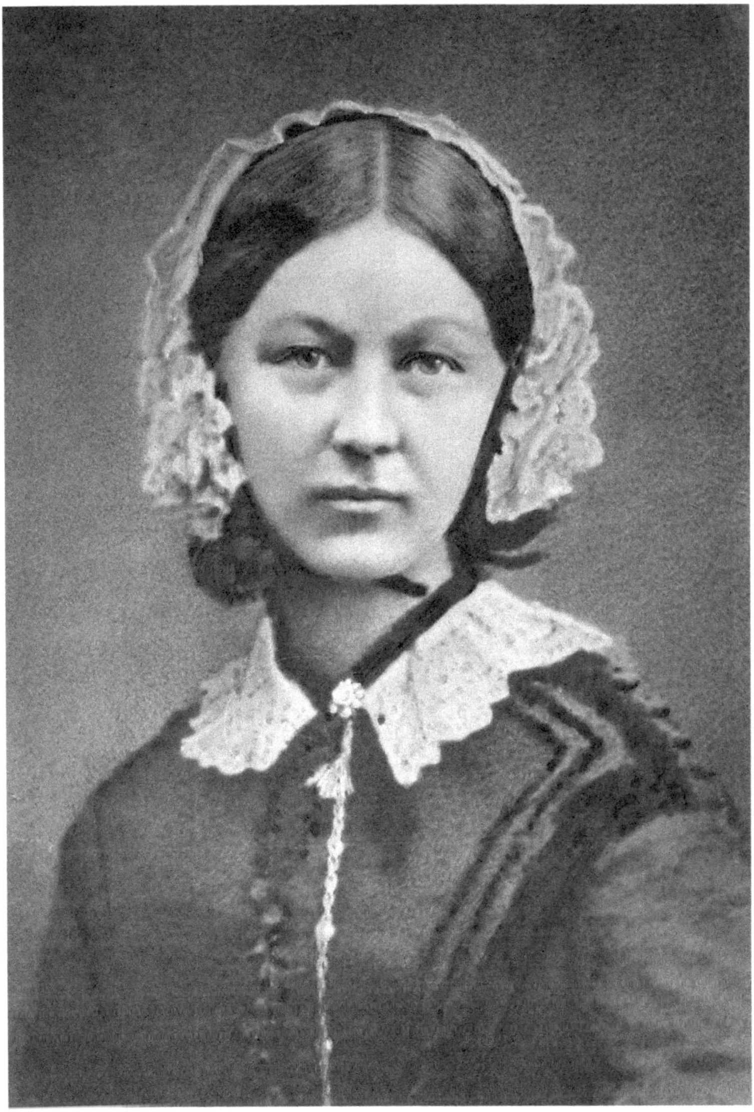

Abb. 20: Florence Nightingale
Fotografie von Henry Hering, um 1860

krankheit litt. Deshalb wurden Florence die Vorschläge zur Fortsetzung der Umorganisation des Kriegsministeriums durch andere unterbreitet. Sie brachte dafür nicht das geringste Verständnis auf. Wenige Wochen später, am 2. August 1861, starb Sidney Herbert. Bis zuletzt hatte er gehofft, von Florence in gutem Einvernehmen zu scheiden. Florence traf die Schreckensnachricht wie ein Schlag:

> *Mein Werk, der Sinn meines Daseins, die Möglichkeit, ihn zu erfüllen, alles zusammen geht mit ihm dahin … ich Unselige überlebe sie alle. Ich glaube, eigentlich hätte ich sterben sollen.*

Mit der Schrift »Army Sanitary Administration and Its Reform Under the Late Lord Herbert«, die in Deutschland unter dem Titel »Die Sanitäts-Verwaltung und deren Reform unter dem verstorbenen Lord Herbert« erschien, setzte sie Sidney Herbert ein Andenken. Darin prangerte sie erneut die Missstände während des Krimkrieges an. Auch sprach sie sich generell gegen Krieg aus:

> *Wer kann sagen, inwieweit systematische, von allen Völkern gemachte Versuche, die Schrecken dieses großen Fluchs des Krieges zu verringern, nicht dazu beitragen könnten, ihn ganz von der Erde verschwinden zu lassen? Die getreuen Berichte aller Kriege sind Berichte von Leiden, Krankheit und Tod, die man hätte verhindern können.*

Florence machte sich nach dem Tod von Sidney Herbert keine Vorwürfe, ihn ungerecht behandelt zu haben. Offenbar war sie sich keiner Schuld bewusst. Im Umgang mit ihm traten zwei Seiten ihres Charakters hervor, die gegensätzlicher nicht hätten sein können: So liebe- und aufopferungsvoll sie zu Patienten war, so streng war sie sich und anderen gegenüber, wenn es um das Wohl der Kranken und Leidenden ging.

Nach Sidney Herberts Tod verließ Florence das Burlington-Hotel, um in Hampstead in der Nähe von London Erholung zu suchen.

Der Sepoy-Aufstand in Indien

Im Jahr 1857 gab es – aus vielfältigen Gründen – an mehreren Orten in Indien gewalttätigen Aufruhr gegen die Herrschaft der Engländer, der als »Sepoy-Aufstand« in die Geschichtsschreibung einging. Mit »Sepoy« (persisch: Soldat) bezeichnete man während der Kolonialherrschaft die indischen Soldaten der Britischen Ostindien-Kompanie und der Britisch-Indischen Armee.

Der Hauptgrund für die Meuterei bestand vor allem in dem großen Unterschied zwischen der englischen und der indischen Kultur. Auch trafen völlig verschiedene Denkrichtungen aufeinander. Das westliche Denken richtete sich vor allem auf weltliche Dinge, während das indische Denken sich verstärkt auf die jenseitige Welt konzentrierte. Von daher war es sicher kein Zufall, dass der Aufstand zeitlich mit der Einführung des modernen Enfield-Gewehrs zusammenfiel, das mit Papierpatronen geladen wurde. Vor dem Laden musste das gefalzte Ende der Patrone mit den Zähnen abgebissen werden. Um das Eindringen von Feuchtigkeit in die Munition zu verhindern, wurden die Patronen mit Fett bestrichen. Unter den Sepoys verbreitete sich schnell das Gerücht, dass das Fett aus Rindertalg und Schweineschmalz gewonnen würde. Da Schweinefleisch für Muslime als unrein gilt und Rinder für Hindus heilig sind, führte der Einsatz des Gewehrs zu einem Glaubenskonflikt. Später galt der Sepoy-Aufstand als Symptom für den Verdruss, der sich in der Bevölkerung gegen die britische Kolonialmacht aufgebaut hatte.

Die Sanitätskommission für Indien

1859 war eine Sanitätskommission zur Untersuchung der indischen Verhältnisse gebildet worden, mit deren Leitung man Sidney Herbert beauftragt hatte und die nach seinem Tod von Florence weitergeführt wurde. Sie erhoffte sich von diesem Gremium, es möge eine Verbesserung der sanitären Gegebenheiten für das indische Volk in die Wege leiten. Am liebsten wäre sie selbst nach Indien gereist. Ihr schlechter Gesundheitszustand ließ eine solche Reise jedoch nicht zu. Aber ihre Aufmerksamkeit war auf das indische Gesundheitswesen gelenkt worden. Sie begann mit Indern und Kolonialbeamten zu korrespondieren, forderte von allen Militärstationen in Indien Berichte an und analysierte sie.

Das Aktenmaterial über die indischen Verhältnisse, das sie durcharbeitete, füllte ein ganzes Zimmer in ihrem Haus. Ihr zusammenfassender Bericht brachte ungeheure Missstände ans Licht. Alle 20 Monate starben in Indien Soldaten in der Größenordnung einer Kompanie an Baumängeln der Kasernen, an Schmutz und schlechtem Wasser. Florence entwickelte sich zu einer Expertin für indische Probleme. Sie unterzog Bewässerung, Ackerbau, Kanalisation, Transport, Bodenverhältnisse und Steuern einer gründlichen Analyse. Sie versuchte, Gesetzgebung, Verwaltung und Personalpolitik zu beeinflussen – manchmal mit Erfolg, manchmal vergeblich.

Mittlerweile hatte sich Florence über die Grenzen hinweg einen Namen gemacht. Es war ihr zu verdanken, dass die Sterblichkeitsrate in der britischen Armee, die 1857 noch 17,5 Prozent betrug, bis 1911 auf 2,4 Prozent sank. Während des amerikanischen Bürgerkrieges (1862–1864) und des deutsch-französischen Krieges (1870/71) suchten beide Seiten bei ihr Rat. In Indien ließen sich Gouverneure und Vizekönige von ihr unterweisen.

Bemerkungen über Krankenhäuser

Florence hatte lange Zeit geglaubt, die Zivilkrankenhäuser seien in einem wesentlich besseren Zustand als die Militärhospitäler. Sie war entsetzt, als sie erfuhr, dass sie teilweise sogar noch schlimmer waren. Auch sie hatten eine viel zu hohe Sterblichkeitsrate. Die elementarsten Grundsätze der Hygiene wurden missachtet und dadurch eine Menge Hospitalkrankheiten hervorgerufen. Mit denen steckten sich die Patienten erst nach ihrer Einlieferung an und verstarben häufig daran.

Florence war der Meinung, dass man durch bessere Durchlüftung, größere Sauberkeit, bessere Entwässerung und bessere Ernährung diese Probleme in den Griff bekommen könnte. Bald dehnte sie ihre Arbeit auch auf das zivile Gesundheitswesen aus. 1859 verfasste sie ein Buch über Hospitäler, in dem sie von der Farbe der Zimmerwände bis zur Warmhaltung von Speisen alle zu verbessernden Dinge behandelte. Sie erstellte Gutachten über Krankenhauspläne in Deutschland, Portugal und Holland. Sie kümmerte sich um die Organisation von Wochenpflege, Hebammenschulung, Armenhauskrankenpflege, ländlicher Gesundheitspflege, Hauspflege und der Pflege für arme Wöchnerinnen.

Florence und die Gründung des Roten Kreuzes

Wohl bin ich der Gründer des Roten Kreuzes und der Schöpfer der Genfer Konvention. Aber die Ehre, die mir deswegen zuteil geworden ist, habe ich mit einer englischen Frau zu teilen Florence Nightingale. (Henri Dunant)

Der Schweizer Bankier und Kaufmann Henri Dunant, der sich bereits 1855 durch die Gründung der »Christlichen Vereinigung Junger Männer« (YMCA) einen Namen gemacht hatte, wurde am 24. Juli 1859 auf einer Italienreise Augenzeuge der Schlacht von

Solferino. Zehntausende von Gefallenen und Verwundeten lagen dort auf dem Schlachtfeld. Die unzulängliche ärztliche und pflegerische Versorgung der Verwundeten hinterließ einen starken Eindruck auf ihn. In aller Eile rief er die Bevölkerung der umliegenden Orte zu einer Hilfsaktion auf.

Drei Jahre später erschienen seine »Erinnerungen an Solferino« (»Un souvenir de Solférino«), in denen er in eindrucksvollen Worten das Sterben von Soldaten ohne Pflege und Fürsorge beschrieb. Er beschloss, ähnliche Missstände in künftigen Kriegen zu verhindern, und fasste dafür weitreichende Reformpläne. Am 17. Februar 1863 trug er dem sogenannten »Komitee der Fünf« seine Vorstellungen vor. Dieses gehörte zu einer seit 1810 in Genf tätigen privaten Wohlfahrtsorganisation, der »Schweizerischen Gemeinnützigen Gesellschaft«. Deren Präsident Gustave Moynier wurde zum Förderer und zur treibenden Kraft der Dunant'schen Ideen.

Dunant verehrte Florence Nightingale sehr, aber er zog aus seinen Erfahrungen in Solferino andere Konsequenzen als sie. Er vertrat die Meinung, dass nur freiwillige Krankenpfleger, die im Frieden geschult wurden, das Massenelend im Krieg lindern konnten. Florence hingegen sah diese Aufgabe allein bei den staatlichen und militärischen Verwaltungen für den Heeressanitätsdienst. In der Folge setzten sich Dunants kostengünstigere Ideen international durch.

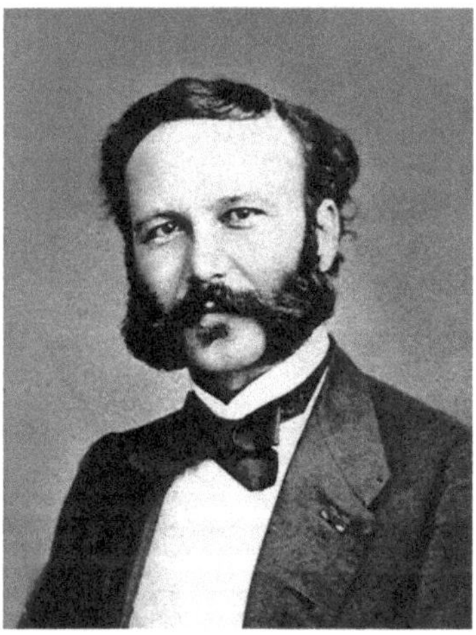

Abb. 21: Henri Dunant in den 1850er-Jahren

Dunants Plan beinhaltete, dass in jedem Staat nach Maßgabe seiner Gesetze Zentralvereine zu gründen seien, die im Frieden für die Ausbildung geeigneter Hilfskräfte und für die Bereitstellung nötiger Hilfsmittel sorgen sollten und so für die Verwundetenpflege im Kriegsfall gerüstet wären. Zweitens sollten sich diese Verbände durch eine freiwillige internationale Bindung verknüpfen; das Personal aller Länder sollte mit einem gemeinsamen Kennzeichen versehen werden und den Schutz der Neutralität genießen. Dunant, dessen Solferino-Bericht in elf Sprachen übersetzt wurde, stellte sich und sein Vermögen ganz in den Dienst seiner Ideen, reiste mit Empfehlungen der bereits bestehenden Wohlfahrtsvereine durch alle Länder Europas und fand an vielen Stellen Zustimmung.

Auf Einladung Gustave Moyniers trat am 26. Oktober 1863 in Genf eine internationale Konferenz zusammen. 14 Staaten hatten ihre Vertreter dorthin entsandt. Die Konferenz diente der ersten Verständigung. Ebenfalls in Genf unterzeichneten – auf einer zweiten Konferenz am 22. August 1864 – die Bevollmächtigten von zwölf Staaten (Baden, Belgien, Dänemark, Frankreich, Holland, Italien, Portugal, Preußen, Sachsen, Schweiz, Spanien und Württemberg) die erste Genfer Konvention. Später traten weltweit die meisten Staaten diesem Vertrag bei. Die Konvention legte die Neutralität der Lazarette, des militärischen Pflegepersonals und der zivilen Hilfskräfte fest, die zur Betreuung der Verwundeten im Krieg herangezogen werden. Das allgemein verbindliche Schutzzeichen wurde das Rote Kreuz im weißen Feld, also die Flagge der Schweiz mit umgekehrten Farben. Die Verbindung zwischen den einzelnen Staaten wurde einem Internationalen Komitee vom Roten Kreuz mit Sitz in Genf übertragen. Ihr erster Präsident war Gustave Moynier.

Das Nightingale'sche System

Nach ihrer Rückkehr aus dem Krimkrieg veröffentlichte Florence ihr Hauptwerk »Bemerkungen zur Krankenpflege« (»Notes on Nursing«), das weltweit Aufsehen erregte und bis in unsere Gegenwart gelesen wird. Es ist das erste von einer Frau verfasste Krankenpflegelehrbuch und enthält u. a. Ratschläge und Praktiken für die folgenden Bereiche:

- Ruhe
- Belüftung und Erwärmung
- Gesundheit in Häusern
- Lärm
- Essen und welche Arten von Lebensmitteln ausgewählt werden
- Bett und Bettwäsche
- Licht
- Sauberkeit der Zimmer
- persönliche Sauberkeit
- Beobachtung der Kranken

Florence vertrat die Ansicht, dass Krankenpflege bei der Versorgung der Patienten eine entscheidende Rolle spielte. Eine besondere Bedeutung kam einer Umgebung zu, die von Achtsamkeit gegenüber den Patienten geprägt war.

In ihrem Hauptwerk entwickelte Florence die Theorie einer Pflege, die sich vor allem durch eine ausgewogene, gesundheitsbewusste Lebensführung der Pflegerinnen und sorgsame Pflege der Patienten auszeichnete. Die Entstehung von Krankheiten sollte so verhindert und die Genesung beschleunigt werden. Florence legte auch großen Wert auf die Ausbildung der Berufsanfänger, die alle anfallenden Arbeiten umfassen sollte. Mit den 45.000 Pfund Sterling, welche das englische Volk am Ende des Krimkrieges für sie gesammelt hatte, gründete Florence 1860 in Verbindung mit dem St. Thomas' Hospital in London eine Schwesternschule, an der künftige Krankenpflegerinnen ihre Berufsausbildung erhielten. Heute ist die Nightingale School ein Teil des King's College Hospitals in London.

Das Nightingale'sche System sah vor, dass die Pflege im Krankenhaus einer Oberin aus der Oberschicht (»Lady Superintendent of Nurses«) unterstand. Ihr waren mehrere Abteilungsleiterinnen (»Head Nurses«) zugeordnet, denen wiederum Tag- und Nachtschwestern unterstanden. Zur Ausbildung wurden junge Frauen (»Probationer«) zur Probe aufgenommen, die während eines Jahres verschiedene Abteilungen durchliefen. Die Pflegepraxis erlernten sie nach dem Prinzip »learning by doing« überwiegend während der täglichen Arbeit.

Die Nightingale-Schülerinnen lebten in einem Pflegerinnenheim, das in einem Flügel im Obergeschoss des St. Thomas' Hospital eingerichtet wurde. Jede Schülerin hatte eine Schlafkammer für sich. Es gab einen gemeinsamen Wohnraum und die aufsichtführende Schwester besaß ein eigenes Schlaf- und Wohnzimmer. Einen solchen Lebensstandard hatten Pflegerinnen bis dahin noch nie gehabt. Auch vertrat Florence die Meinung, dass Pflegerinnen keine »Dienstmädchen« seien. Sie sollten nicht scheuern, weil sie damit ihre Kräfte verschwendeten. Stattdessen sollten sie Vorlesungen bei den Ärzten und Schwestern des St. Thomas' Hospital besuchen und zweimal in der Woche eine Ansprache des Kaplans hören.

Vor allem wurde von den Nightingale-Pflegeschülerinnen gute Führung verlangt. Der Bericht, den Florence über die Schülerinnen schrieb, umfasste zwei Teile: das moralische Protokoll und das Fertigkeitsprotokoll. Das moralische Protokoll hatte sechs Sparten: Pünktlichkeit, ruhiges Auftreten, Vertrauenswürdigkeit, persönliche Erscheinung, Sauberkeit, Disziplin und Ordnung in den Krankensälen. Die Nightingale-Schwestern mussten Charakterstärke zeigen in einem Beruf, der in der Vergangenheit für seine Unmoral bekannt gewesen war. Auf einen Flirt folgte die sofortige Entlassung. Sie sollten der fleischgewordene Gegenbeweis dafür sein, dass eine Spitalpflegerin angeblich immer trunksüchtig und unwissend sei und sich unsittlich verhalte.

Florence war diese Beurteilung noch nicht genug. Sie glaubte, die Zukunft der Krankenpflege hinge von diesem besonders geschulten Personal ab. Um ihre »Schützlinge« noch besser überwachen zu können, sollten die Pflegeschülerinnen ein Tagebuch führen, in das Florence am Ende des Monats Einblick nehmen konnte.

Entsprechend der stark hierarchischen Gliederung der englischen Gesellschaft gab es zwei Kategorien von Schülerinnen. Wohlhabende bezahlten ihre Ausbildung selbst und stiegen in der Praxis schnell in Leitungsfunktionen auf. Wenn Schülerinnen nicht aus der Oberschicht kamen, erhielten sie während der Ausbildung durch die Nightingale-Stiftung Unterkunft, Dienstkleidung und Essen sowie zusätzlich ein geringes Entgelt. Dies hatte jedoch häufig den Nachteil, dass sie nicht als Auszubildende, sondern als Arbeitskräfte angesehen wurden. Wenn die Schülerinnen sich bewährten, wurden sie nach einem Jahr in das Register des Nightingale-Fonds aufgenommen. Sie mussten sich verpflichten, dem Fonds für drei Jahre zur Verfügung zu stehen.

Das Nightingale-System führte zu einer deutlich erkennbaren gesellschaftlichen Aufwertung der Krankenpflege und zu einer Verbesserung der Organisationsstrukturen in den Krankenhäusern. Es war nicht – wie die Ausbildungen in Deutschland, Frankreich, Österreich oder Italien – von religiösen Motiven geprägt. Dennoch wurde die beispielhafte moralische Kontrolle und auch die klare Beschneidung emanzipatorischer Tendenzen in der viktorianischen Öffentlichkeit sehr geschätzt. Schon 1887 arbeiteten in allen fünf Erdteilen Oberinnen aus der Nightingale-Schule.

Freundschaft mit Benjamin Jowett

Im Sommer 1858 wandte sich Florence wieder einem Manuskript zu, mit dessen Niederschrift sie bereits 1851 begonnen hatte. Ihr Ziel war, Arbeiter zum Nachdenken über Religion anzuregen. Gegen Ende des Jahres 1859 gab sie es unter dem Titel »Suggestions für Thoughts« als Privatdruck heraus. Die Schrift zeigt, dass sich Florence mit existenziellen Fragen befasste – z. B. mit

Sünde oder dem Bösen und ob man Gottes Gesetz über den menschlichen Willen stellen soll.

Das Manuskript brachte Florence die Freundschaft mit Benjamin Jowett ein, Professor für Griechisch, anglikanischer Theologe und Geistlicher. 1860 war er bereits eine gefeierte Persönlichkeit Oxfords. Er zeichnete sich vor allem dadurch aus, dass er großen Anteil am Leben seiner Schüler nahm und ihr volles Vertrauen genoss. Sein Ziel war es, die Universität zu einer unmittelbaren Vorbereitung auf das Leben in der Welt zu machen.

Die Freundschaft zu Jowett ließ Florence nach und nach wieder zu der gütigen, herzlichen und freundlichen Frau werden, die sie vor dem Krimkrieg gewesen war. Sie führte auch dazu, dass sie sich mit ihrer Mutter und mit Parthe aussöhnen konnte. Von Jowett nahm Florence Kritik an ihrer Person an. Er durfte zu ihr sagen, dass sie ruhiger werden musste, dass sie nicht ständig versuchen sollte, die Welt mit Gewalt zu verändern, dass sie nicht übertreiben und andere Menschen nicht verachten sollte. »My darling Jowett« nannte sie ihn in ihren persönlichen Aufzeichnungen. Von Jowetts Seite aus entwickelte sich die Freundschaft zur Liebe, und er drängte sie, ihn zu heiraten. Florence wies ihn ab, was ihrer Freundschaft jedoch keinen Abbruch tat. In seiner Verehrung und seinen Ratschlägen fand sie den Rückhalt, den sie mit dem Tod Sidney Herberts verloren hatte.

Errichtung einer Hebammenschule

Aus dem Nightingale-Fonds wurde 1861 am King's College Hospital in London eine Hebammenschule finanziert, an der es in England bisher gemangelt hatte. Die Ausbildung richtete sich auch auf Frauen aus, die daheim und nicht in einem Spital entbinden wollten. Dies wurde vor allem von großen Gutsbesitzern positiv aufgenommen. Sie schickten auf ihre persönlichen Kosten Frauen dorthin, um sie zu Hebammen ausbilden zu lassen. Nach zwei erfolgreichen Jahren brach eine Kindbettfieber-Epidemie aus, die der Hebammenschule – aus Angst vor Ansteckung – ein vorzeitiges Ende setzte.

Die Armenrechtsreform

Florence leistete auch einen bemerkenswerten Beitrag zur Armenrechtsreform. Zur damaligen Zeit erinnerten die Bedingungen, die in den Armenhäusern herrschten, an ein Leben im Gefängnis. Eine Verbesserung dieser Zustände war dringend erforderlich. Öffentliche Aufmerksamkeit erhielt die mangelhafte Versorgung durch den Tod eines 28-jährigen Mannes in London, der während einer eigentlich harmlosen Erkrankung durch die unhygienischen Zustände, die im Armenhaus herrschten, gestorben war. Dieser Skandal weckte bei Florence die Erinnerungen an Skutari.

1864 bat der liberale Politiker und Philanthrop William Rathbone Florence um Hilfe bei der Finanzierung einer Maßnahme, die die Pflegesituation in der Brownlow Hill Infirmary, einem Armenkrankenhaus in Liverpool, verbessern sollte. Florence übernahm die Kosten für eine Pflegeleiterin und zwölf erfahrene Pflegekräfte. *Agnes* Elizabeth *Jones*, die aus einer wohlhabenden Familie stammte, ebenfalls in Kaiserswerth gearbeitet und das Ausbildungsprogramm im St. Thomas' Hospital durchlaufen hatte, erhielt die Stelle der Pflegeleiterin. Der Arbeitsaufwand war so enorm, dass sie nach einiger Zeit vollkommen überanstrengt war. Im Februar 1868 starb sie im Alter von 35 Jahren an Typhus. Florence Nightingale bezeichnete das arbeitsreiche Dasein von Agnes Jones als »eines der wertvollsten Leben in England«.

Florence widmete ihr in der Monatsschrift »Good Words« einen ausführlichen Nachruf unter dem Titel »Una and the Lion«. Hierher stammt der oft zitierte, aber selten mit einer Quellenangabe versehene Spruch »Die Krankenpflege ist eine Kunst«, die im Original so lautet:

> *… this is no holiday work. Nursing is an art and, if it is to be made an art, requires as exclusive a devotion, as hard a preparation, as any painter's or sculptor's work, for what is the having to do with dead canvas or cold marble compared with having to do with the living body, the temple of God's spirit?*

Es lässt sich etwa so übersetzen:

> *Dies ist keine Freizeitbeschäftigung. Krankenpflege ist eine Kunst, und wenn sie zu einer Kunst gemacht werden soll, bedarf sie exklusiver Hingabe und genauso harter Vorbereitung wie die Arbeit jedes Malers oder Bildhauers. Denn was ist der Umgang mit lebloser Leinwand oder kaltem Marmor im Vergleich zum Umgang mit dem lebendigen Leib, dem Tempel des Geistes Gottes?*

1866 wurde ein Gesetz erlassen, das die staatliche Krankenfürsorge von der staatlichen Armenfürsorge trennte. Es führte zur Einrichtung von speziellen Krankenhäusern für Fieber- und Geisteskranke, die ansonsten in Arbeitshäuser eingewiesen worden wären. Florence schrieb dazu:

> *In dem Moment, in dem ein von Fürsorge lebender Armer aber krank wird, ist er kein Armer mehr.*

Florence und die Frauenemanzipation

Florence hatte sich für einen Lebensweg entschieden, der für die Gesellschaft der damaligen Zeit – und vor allem für eine Frau – ungewöhnlich war. Dennoch war sie keine Frauenrechtlerin und

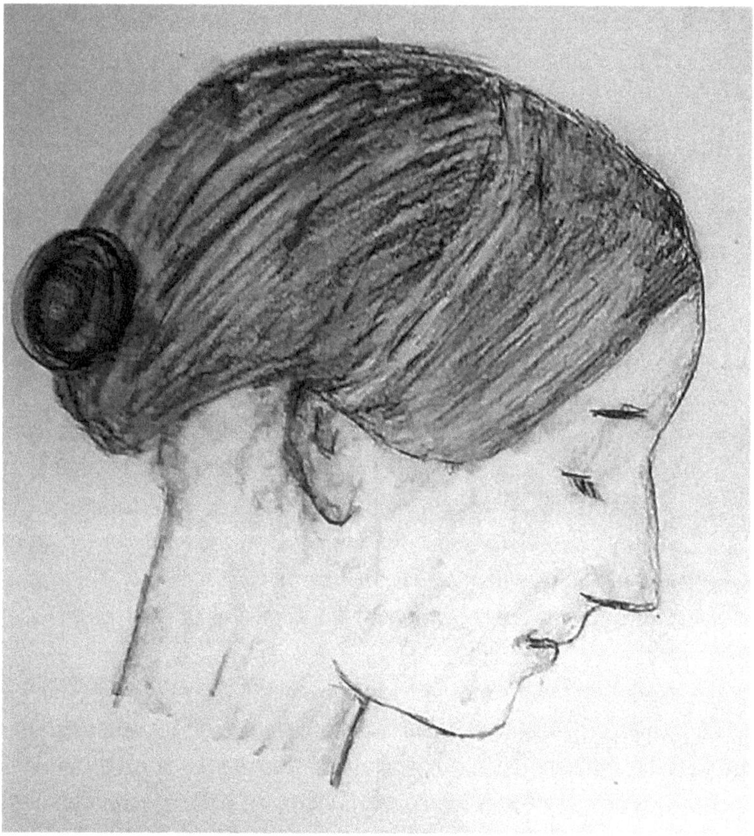

Abb. 22: Florence Nightingale (nach einem Porträt)
Bleistiftzeichnung von Nicolette Bohn

auch keine Verfechterin der Frauenemanzipation. Sie sprach sich – ganz im Gegenteil – entschieden gegen Frauen aus, die versuchten, wie Männer zu sein. In ihrem Buch »Notes on Nursing« wandte sich Florence unter anderem gegen die Forderung, Frauen das Medizinstudium zu öffnen. Sie war der Meinung, dass Frauen bereits sehr viele Möglichkeiten hatten, diese aber nicht zur Genüge ausschöpften. Wozu also sollten neue eröffnet werden? Die Gleichberechtigung der Geschlechter bedeutete ihr wenig, so wenig wie gesellschaftliche Gleichheit. Sie hielt – und darin war sie Mary »Clarkey« Clark sehr ähnlich – Dummheit für das Problem, nicht die Geschlechterzugehörigkeit. Sie hatte kein Verständnis dafür, dass Frauen sich mit Männern messen wollten. Ihrer Ansicht nach würden Frauen doch nur drittklassige Männer abgeben, schließlich hatten sie ganz andere Eigenschaften als Männer.

Florence sprach sich für das Wahlrecht für Frauen aus, maß ihm aber eine weit geringere Bedeutung bei als der Verbesserung der Gesundheitsfürsorge. Als eine Anhängerin der Frauenbewegung sie bat, ihre »Notes« zur Grundlage einer Rede über bahnbrechende Frauengestalten machen zu dürfen, lehnte Florence dies entschieden ab mit einer Begründung, die sie am 30. November 1858 schrieb:

> *Ich fürchte sehr, dass sie [die »Notes on Nursing«] nach meinem Tod von Frauen-Aposteln und ähnlichen Leuten benutzt werden. Denn ob meinem Geschlecht Recht oder Unrecht geschieht, ist mir bis zum Stumpfsinn gleichgültig.*

Sommer 1872 – Rückkehr nach Embley

> *Gott hat mich nie des tätigen Lebens müde werden lassen, sondern er hat mich nur sehnlich verlangen lassen, weitermachen zu dürfen. Auch jetzt auf meine alten Tage wünsche ich nicht, von der Arbeit erlöst zu werden, sondern nur, sie zu verrichten.*

So schrieb es Florence 1872 in einer persönlichen Aufzeichnung. Eigentlich wollte sie in die Nähe von St. Thomas' ziehen, um sich noch stärker dem Spital und der Nightingale-Schule widmen zu können. Doch stattdessen sah sie sich gezwungen, in ihr Elternhaus nach Embley zurückzukehren. Ihr Gesundheitszustand hatte sich zu dieser Zeit wieder etwas stabilisiert. Ihr Vater war mittlerweile 78 Jahre alt, ihre Mutter 84. Die Leitung der beiden Haushalte in Lea Hurst und Embley Park überforderte ihre Eltern. Hinzu kam, dass im Juni 1872 Fannys alte Haushälterin Mrs. Watson, die den Nightingales 25 Jahre lang gedient hatte, gestorben war. Florence war wieder dort angekommen, wo sie am wenigsten hinwollte. »Ich ersticke in schäbigen Ängsten und Sorgen und kleinlichen Verteidigungsmaßnahmen«, schrieb sie damals. »Wie das Mädchen für alles muss ich meine schmutzigen Hände an einer noch schmutzigeren Schürze abwischen, ehe ich sauberen Leuten die Hand geben kann.«

Florence litt unter der Trennung von ihrer Arbeit. Aber ihr Gewissen ließ es nicht zu, die alten, hilflos gewordenen Eltern alleinzulassen. Parthe hatte inzwischen Sir Harry Verney geheiratet, einen liberalen Politiker, und nannte sich seither Lady Verney. Obwohl sie unter Arthrose litt, war sie eine erfolgreiche Gastgeberin geworden und schrieb mittlerweile Romane, von denen der erste 1865 veröffentlicht wurde.

Am 10. Januar 1874 starb W.E.N nach einem Treppensturz. Embley und Lea Hurst gingen – wie es das Testament bestimmt hatte – in den Besitz von Tante Mai über. Da diese mit ihrer Familie in Embley leben wollte, stellte sie Florence und Fanny, die inzwischen geistig verwirrt und fast blind war, Lea Hurst als Wohnsitz zur Verfügung. Die Hilflosigkeit der Mutter rief in Florence zärtliche und liebevolle Gefühle hervor, die sonst nur die Armen, Kranken und Leidenden in ihr erwecken konnten. Sie schrieb in einer persönlichen Aufzeichnung:

> *Ich glaube, meine liebe Mutter hat mich niemals so sehr gerührt und niemals so sehr mein Mitgefühl erweckt als nun im Zustand ihres Verfalls. Sie ist so viel sanfter, ruhiger und bedächtiger …*

In den Jahren 1874–1880 war Florence hin- und hergerissen zwischen dem Wunsch, ihren hohen Arbeitsaufwand zu bewältigen, und der Verpflichtung, die sie für ihre Mutter übernommen hatte.

Am 2. Februar 1880 starb Fanny friedlich im Alter von 92 Jahren. Innerlich hatte sich Florence mit Fanny und Parthe vollkommen versöhnt. Alle Bitterkeit, die sie so viele Jahre ihres Lebens ihrer Familie gegenüber empfunden hatte, war in Anbetracht der Hilflosigkeit der Mutter von ihr gewichen.

Vom Jahr 1883 an schritt auch Parthes Krankheit unaufhaltsam voran. Florence ging nach Claydon, um sie zu unterstützen. Die Symptome der Krankheit führten schließlich zu Parthes vollständiger Verkrüppelung. Florence war mittlerweile ein geschätztes Familienmitglied der Verneys geworden. Parthe starb am 12. Mai 1890, an Florence' 70. Geburtstag.

Letzte Lebensjahre und Tod

Florence war zu Beginn des 20. Jahrhunderts kaum noch in der Lage, zu schreiben und zu lesen. Ab 1895 trat ihre Altersdemenz immer deutlicher zutage, ab 1896 war sie weitgehend ans Bett gefesselt. Ab 1898 durfte sie nur noch von engsten Verwandten besucht werden. Eine Gesellschafterin und eine Krankenpflegerin versorgten sie in ihrem Haus in der South Street, das ihr Vater 1865 für sie erworben hatte und das sie bis zu ihrem Lebensende bewohnte.

Am 13. August 1910 starb sie im Schlaf. Ihr Grab befindet sich auf dem Friedhof der St. Margaret-Kirche in East Wellow (bei Romsey, Hampshire) in der Nähe des Landsitzes ihrer Schwester.

ANHANG

Ehrungen

Für ihre Leistungen erhielt Florence 1883 das »Royal Red Cross«, eine militärische Auszeichnung des Vereinigten Königreichs und des Commonwealth. Der Orden wurde von Königin Victoria gestiftet, um herausragende Dienste in der Krankenpflege zu würdigen, und Florence als erster Trägerin verliehen. 1907 nahm König Edward VII. Florence als erste Frau in den »Order of Merit« auf.

An ihrem Geburtstag, dem 12. Mai, wird bis in unsere Gegenwart der »Tag der Pflege« (auch: der »Florence-Nightingale-Tag«, englisch: International Nurses Day, IND) begangen.

Das Internationale Komitee vom Roten Kreuz verleiht seit 1912 im Andenken an sie die Florence-Nightingale-Medaille. Es handelt sich hierbei um die höchste Auszeichnung, die an Pflegekräfte verliehen werden kann. Kriterien der Vergabe sind »außergewöhnlicher Mut und Hingabe an Verwundete, Kranke oder Behinderte oder an zivile Opfer eines Konfliktes oder einer Katastrophe« sowie »vorbildliche Leistungen oder kreatives und bahnbrechendes Engagement im Bereich des Gesundheitswesens oder der Pflegeausbildung«. Die Medaille wird alle zwei Jahre an mehrere Personen verliehen, seit 1992 auch an Männer.

Der Nachlass

Florence' Leben ist eines der am besten dokumentierten des viktorianischen Zeitalters. Zu ihrem Nachlass gehören Briefe, Kopien von Briefen und Briefentwürfe, Manuskripte, Tagebücher und Notizen. Insgesamt sind allein 14.000 Briefe von Florence bekannt. Der älteste stammt aus dem Jahr 1827, als sie sieben Jahre alt war, die jüngsten Briefe aus dem Jahr 1907.

Der größte Teil ihrer Sammlung persönlicher Unterlagen und Dokumente wird in der British Library aufbewahrt. Es ist einer der umfangreichsten Nachlässe und umfasst ca. 200 Bände.

Im Besitz der Familie Verney, in die Florence' Schwester eingeheiratet hat, befindet sich eine weitere umfangreiche Sammlung von Quellen zum Leben von Florence. Hier sind auch Briefe aufbewahrt, die sie über einen langen Zeitraum an ihre Eltern und ihre Schwester geschrieben hat, sowie ein Teil der Korrespondenz der Nightingale-Familie. Parthenope erfüllte ihrer Schwester nicht den Wunsch, Teile davon zu vernichten. Der große Umfang der Sammlung ist in erster Linie diesem Umstand zu verdanken.

Die dritte Sammlung befindet sich in den London Metropolitan Archives und enthält schwerpunktmäßig Quellen zur Krankenpflegeschule im St. Thomas' Hospital.

Nahezu alle bekannten Unterlagen wurden in den gesammelten Werken veröffentlicht: »The Collected Works of Florence Nightingale«, auf über 1000 Seiten in 15 Bänden 2001–2011 herausgegeben von Lynn McDonald.

Lebensstationen

1820

- Florence Nightingale wird am Freitag, dem 12. Mai, während einer zweijährigen Europareise der Eltern in Florenz geboren. Sie ist das zweite Kind von William Edward Nightingale (W.E.N) und Frances »Fanny« Smith Nightingale.

1821

- Die Familie Nightingale kehrt – mittlerweile zu viert – nach Großbritannien zurück. Embley Park in Romsey in der nahe London gelegenen Grafschaft Hampshire und Lea Hurst in Derbyshire werden ihre Wohnsitze.

1830

- Von ihrem Vater, der auf einen Hauslehrer verzichten will, erhalten Florence und ihre ein Jahr ältere Schwester Parthenope Unterricht u. a. in Latein, Griechisch, Deutsch, Französisch, Italienisch, Geschichte und Philosophie. Für die künstlerischen Fächer (Singen, Zeichnen, Malen) wird eine Hauslehrerin eingestellt.

1836/37

- In den 1830er-Jahren herrscht in Europa eine Grippe-Epidemie. Florence sammelt erste Erfahrungen in der Krankenpflege, indem sie kranke Familienmitglieder versorgt.

1837

- Die Nightingales bereiten sich auf eine Reise durch Europa in einem sechsspännigen Reisewagen vor. Am 7. Februar, während der Reisevorbereitungen, glaubt Florence, Gott sprechen zu hören, der sie in seinen Dienst beruft. Sie erfährt aber nicht, zu was genau sie berufen ist.

September 1837 – Frühjahr 1839

- Die Reise dauert insgesamt anderthalb Jahre und führt durch Frankreich, Italien und die Schweiz.

1838

- In Paris macht Florence Bekanntschaft mit der unkonventionellen Engländerin Mary Elizabeth Clarke (Spitzname »Clarkey«). Florence' Frauenbild und die Vorstellung von einer emanzipierten Beziehung zwischen Mann und Frau erhält dadurch eine entscheidende Prägung.
- Florence kommt während der Reise mit italienischen Freiheitskämpfern in Kontakt, deren Ziele und Idealismus ihrer Vorstellung von einem Leben, das erfüllt ist von edlen Zwecken, entsprechen. Sie entwickelt eine leidenschaftliche Verehrung für diese Menschen.

1839

- Am 5. April kehren die Nightingales nach England zurück.

1840

- Wachsende Beziehungen von Florence' Mutter zu führenden Persönlichkeiten wie zu Lord Henry John Temple Palmerston, dem britischen Premierminister, und dem Politiker und Philanthrophen Lord Ashley.

1841

- Florence macht in London Bekanntschaft mit dem preußischen Gesandten Christian Karl Josias von Bunsen und seiner Frau und lernt Richard Monckton Milnes, der später um ihre Hand anhalten wird, kennen.

1842–1844

- Die industrielle Revolution erzeugt unbeschreibliche Armut und Not. Im Dorf Holloway in unmittelbarer Nähe ihres

Wohnortes erlebt Florence hautnah die Verelendung der Weber und Landarbeiter mit. Florence' Entschluss, die Pflege von Kranken und Bedürftigen zu erlernen, führt zu Problemen mit der Familie und zu Gewissensnöten. Florence fragt sich verstärkt, worin die Aufgabe besteht, zu der Gott sie berufen hat.

1843

- Florence beginnt einen intensiven Briefwechsel mit ihrer tief religiösen Tante Hannah Nicholson.

1844

- Der amerikanische Arzt und Philanthrop Dr. Samuel Gridley Howe kommt als Gast nach Embley und bekräftigt Florence in ihrer Entscheidung, die Krankenpflege zu erlernen.

1845

- Als ihre Großmutter und die alte Kinderfrau erkranken, kann Florence zum ersten Mal unter Beweis stellen, dass sie in der Lage ist, allein für die Pflege der Kranken zu sorgen.
- Florence beginnt heimlich Schriften über Krankenpflege zu studieren und statistisch auszuwerten, nachdem ihre Familie sich gegen ihren Plan, in das Krankenhaus von Salisbury zu gehen, ausgesprochen hat.

1846

- Florence erhält von Baron Bunsen das »Neunte Jahrbuch der Diakonissenanstalt in Kaiserswerth«, in dem sie heimlich liest.
- Richard Monckton Milnes macht Florence einen Heiratsantrag. Florence bittet um Bedenkzeit.
- Bekanntschaft mit Selina und Charles Holt Bracebridge.

1847

- Florence reist mit den Bracebridges nach Rom und macht Bekanntschaft mit dem späteren Kriegsminister Sidney Herbert und dessen Frau Elizabeth.
- Florence lernt Henry Edward Manning kennen.
- Während der Reise erhält sie Einblick in die Arbeit der Vinzentinerinnen und besichtigt das Kloster des katholischen Pflegeordens »Dames du Sacré-Coeur« an der Kirche Santa Trinità dei Monti.

1848

- Rückkehr nach England.

1849

- Im Juni lehnt Florence den Heiratsantrag von Richard Monckton Milnes endgültig ab.

1850

- Florence' Eltern gestatten ihr, das Ehepaar Bracebridge ein weiteres Mal zu begleiten. Die Reise geht nach Ägypten und Griechenland. Von dieser Reise sind zwei Tagebücher erhalten: ein öffentliches, das dafür bestimmt ist, auch von anderen Menschen gelesen zu werden, und ein privates, in dem Florence ihrer Verzweiflung über ihr sinnentleertes Leben Ausdruck gibt.
- Florence besucht eine Reihe von Krankenhäusern, u. a. das Hôtel-Dieu de Paris, das weltweit als eines der besten Krankenhäuser gilt.
- Selina Bracebridge ermöglicht es Florence, zwei Wochen in der Kaiserswerther Diakonissenanstalt zu hospitieren. Die Änderung des Reiserückweges erfolgt so kurzfristig, dass Florence keine Zustimmung von ihren Eltern mehr einholen kann.

1851

- Florence hält sich erneut in Kaiserswerth auf. Dieses Mal bleibt sie drei Monate.

1853

- Florence wird Leiterin eines Sanatoriums für kranke Damen in London, in der Harley Street Nr. 1.
- Während der Cholera-Epidemie arbeitet sie freiwillig im Middlesex Hospital und versorgt – ohne Angst vor Ansteckung – an Cholera erkrankte Patienten.
- Zar Nikolaus I. setzt Ende Juni Truppen in Bewegung, um gegen das Osmanische Reich die russische Vorherrschaft über die orthodoxen Christen auf dem Balkan durchzusetzen. Im Oktober erklärt das Osmanische Reich Russland den Krieg.

1854

- Im März treten England und Frankreich an der Seite des Osmanischen Reiches in den Krieg ein. Die Engländer sind auf den modernen Stellungskrieg nicht vorbereitet. Man hat im Sanitätswesen mit katastrophalen Bedingungen zu kämpfen.
- Sidney Herbert, mittlerweile Secretary at War, bittet Florence im Oktober in einem ausführlichen Brief, mit 38 Krankenschwestern ins Militärlazarett Skutari am Bosporus zu reisen. Ihre offizielle Rolle ist die einer Lady-in-Chief.

1855

- Florence erkrankt im Frühjahr am Krimfieber und stirbt fast daran.
- Am 20. September wird ein königlicher Erlass veröffentlicht, der die Einrichtung eines Medical Staff Corps vorsieht.

1856

- Die Armeeführung verkündet am 30. März den Friedensschluss. Die Pflegerinnen beginnen in kleinen Gruppen abzureisen. Am 16. Juli verlässt der letzte Patient das Kasernenlazarett.

1858

- Florence wird das erste weibliche Mitglied der Royal Statistical Society.

1859–1860

- Florence fasst ihre pflegerischen Grundsätze in den »Notes on Nursing« zusammen, die 1860 veröffentlicht werden und für unterschiedliche Leserkreise zahlreiche Nachauflagen erfahren.

1860

- Florence kann aus Mitteln einer Geldsammlung 45.000 Pfund zur Gründung der Florence-Nightingale-Stiftung einsetzen. Am St. Thomas' Hospital in London wird eine Krankenpflegeschule eingerichtet. Dies führt zur Gründung zahlreicher Schwesternschulen nach ihrem Vorbild.
- Ebenso wird sie Mitentwicklerin der Idee von Gemeindeschwestern, die bei Armen für die häusliche Krankenpflege eingesetzt werden.

1861

- Am 2. August stirbt Sidney Herbert.
- Gründung einer Hebammenschule am King's College Hospital in London.
- Florence wird zur Beraterin des britischen Gesundheitswesens.
- Maßgeblichen Einfluss nimmt Florence auf den schweizerischen Philanthropen Henri Dunant, der in der Folge das Rote Kreuz gründet.

1865

- Florence' Geburtstag am 12. Mai wird vom Weltbund der Krankenschwestern und Krankenpfleger erstmals als offizieller »Tag der Krankenpflege« ausgerufen.

1870–1880

- In den 1870er-Jahren setzt sich Florence unermüdlich für höhere Ausbildungsstandards in der Krankenpflege ein. Der Beruf der Pflegerin soll – ihren Vorstellungen gemäß – zu einem anerkannten Frauenberuf ohne kirchlichen Einfluss werden.

1874

- Am 10. Januar Tod des Vaters.

1880

- Am 2. Februar Tod der Mutter.

1883

- Für ihre Verdienste wird Florence durch Queen Victoria mit dem neugeschaffenen »Royal Red Cross« ausgezeichnet.

1890

- Parthenope Nightingale stirbt am 12. Mai.

1895 UND FOLGEJAHRE

- Fortschreitende Altersdemenz, Bettlägerigkeit, Rückzug aus der Öffentlichkeit.

1907

- Florence wird von König Edward VII. als erste Frau in den Order of Merit aufgenommen.

1910

- Ab Februar spricht Florence kein Wort mehr.

- Am 13. August verstirbt Florence im Alter von 90 Jahren. Auf dem Friedhof der Church of St. Margaret in East Wellow (Hampshire) wird sie begraben.

1912

- Das Internationale Komitee vom Roten Kreuz verleiht im Andenken an sie erstmals die Florence-Nightingale-Medaille, die seither als hohe Auszeichnung für Pflegekräfte gilt.
- Florence ist die erste Frau, die in die britische Royal Statistical Society aufgenommen wird.
- Nach ihrem Tod erhält sie die Ehrenmitgliedschaft der American Statistical Association.

Personenverzeichnis

Blackwell, Elizabeth (1821–1910)
Sie erwarb in den Vereinigten Staaten einen Hochschulabschluss in Medizin; sie bildete an der »London School of Medicine for Women« nach den Richtlinien von Florence Nightingale Krankenschwestern und Ärztinnen aus und setzte sich für die Abschaffung der Sklaverei ein.

Bonham-Carter, Hilary (gestorben 1865)
Cousine von Florence. Künstlerin. Hilarys Porträts von Florence befinden sich in der National Portrait Gallery.

Bracebridge, Charles Holt (1799–1872)
Ehemann von Selina Bracebridge. Die Bracebridges reisten mit Florence 1847/48 nach Rom und 1849/50 durch Europa, Griechenland und Ägypten. Während des Krimkrieges waren sie neun Monate lang als Verwaltungsassistenten im Barrack Hospital in Skutari tätig.

Bracebridge, Selina (»Sigma«) (geb. Mills; 1800–1874)
Britische Künstlerin, Medizinreformerin und Reiseschriftstellerin, Freundin und Unterstützerin von Florence.

von Bunsen, Christian Karl Josias (1791–1860)
Preußischer Gesandter in Großbritannien, der das Interesse der jungen Florence an Krankenpflege unterstützend begleitete.

Clarke, Mary Elizabeth (»Clarky«) (1793–1883)
Englische Salonniére, in Paris lebend, deren Unabhängigkeit von Konventionen Florence beeindruckte und prägte. Beide verband eine enge Freundschaft.

Confalonieri, Federico (1785–1846)
Italienischer Politiker und Freiheitskämpfer, der Florence beeindruckte.

Dunant, Henri (1828–1910)
Von Florence Nightingale inspirierter Schweizer Philanthrop und Augenzeuge von Kriegsleiden, Gründer des Roten Kreuzes.

Evans Shore, Mary (1758–1853)
Florence' Großmutter väterlicherseits.

Fanny → Smith Nightingale, Frances

Fliedner, Theodor (1800–1864)
Protestantischer Pfarrer in Kaiserswerth (heute Düsseldorf); er gründete die weltweit erste evangelische Schwesternschaft, die er »Diakonissen« nannte. Sie besorgten die Krankenpflege in der Gemeinde sowie in Krankenhäusern und zeigten, dass Krankenpflege ein ehrbarer Beruf sein konnte.

Forrester, Maria (1824–1894)
Reagierte als Erste auf Berichte über Zustände in Feldlazaretten und stellte eine Gruppe von Pflegerinnen für Verwundete des Krimkrieges zusammen; sie bewegte Florence Nightingale, nach Skutari zu gehen.

Fowler, Dr. Richard (1765–1863)
Leiter des Krankenhauses von Salisbury, Hausarzt der Nightingales.

Fry, Elizabeth (1780–1845)
Quäkerin, gründete das Institut of Nursing, um wohlhabende und gläubige Frauen in praktischer häuslicher Krankenpflege zu unterrichten.

Herbert, Elizabeth (Liz) (1822–1911)
Ehefrau von Sidney Herbert. Beide waren enge Freunde und Unterstützer von Florence.

Herbert, Sidney (1810–1861)
Langjähriges Mitglied des House of Commons; während des Krimkrieges war er als »Secretary at War« für die Organisation und Versorgung der britischen Truppen zuständig. Er verschaffte Florence in der Politik Gehör und arbeitete mit ihr nach dem Krimkrieg an Reformen zum Wohl der Soldaten. 1859 wurde er Kriegsminister, verstarb aber bald darauf.

Howe, Dr. Samuel Gridley (1801–1876)
Amerikanischer Arzt und Bürgerrechtler, Gründer der ersten Blindenschule in den Vereinigten Staaten. Er ermutigte die junge Florence gegen alle britischen Konventionen zu ihrem Weg in die Krankenpflege.

Jones, Agnes Elizabeth (1832–1868)
Von Florence hochgeschätzte Schülerin und Gefährtin, Krankenpflegeleiterin in Liverpool.

Jowett, Benjamin (1817–1893)
Professor für Griechisch, Theologe und anglikanischer Geistlicher, der als Lehrer in Oxford arbeitete. Befreundet mit Florence Nightingale in den Jahren nach dem Krimkrieg.

Manning, Henry Edward (1808–1892)
Anglikanisch erzogen, war er konvertiert und Priester geworden. Als solcher begegnete er Florence in Italien und England und stellte die Verbindung zu katholischen Schwestern her. Ab 1865 war er Erzbischof von Westminster, ab 1875 Kardinal.

Mohl, Julius (1800–1876)
Deutscher Orientalist, lebte und arbeitete ab 1834 in Paris (u. a. bei der Asiatischen Gesellschaft und am Collège de France). Über Mary Clarke, deren Ehemann er wurde, war er mit Florence befreundet.

Monckton Milnes, Richard (1809–1885)
Verehrer von Florence mit Heiratsabsichten, hielt um ihre Hand an, wurde aber von ihr abgewiesen.

Nicholson, Hannah
Tief religiöse Tante von Florence, mit der sie über Glaubensfragen sprach.

Nightingale, Fanny
→ Smith Nightingale, Frances (»Fanny«)

Nightingale, William Edward
→ Shore, William Edward

Nightingale Verney, Frances Parthenope (1819–1890)
Schwester von Florence, ein Jahr älter; heiratete in späten Jahren in die Familie Verney ein. Das Leben der beiden ungleichen Schwestern war für Florence zeitlebens eine kräftezehrende Herausforderung.

Panmure, Lord (1801–1874)
Wurde gegen Ende des Krimkrieges englischer Kriegsminister und veranlasste nach dem Krieg die Bildung einer Reformkommission für das britische Militärwesen, in der Florence Nightingale großen Einfluss ausüben konnte.

Parthe → Nightingale Verney, Frances Parthenope

Raglan, Lord (1788–1855)
Fitzroy Somerset, 1. Baron Raglan, britischer Feldmarschall und Oberbefehlshaber im Krimkrieg.

Récamier, Juliette (1777–1849)
Französische Salonniére, außergewöhnliche Schönheit, der Mary Clarke ihre gesellschaftliche Stellung in Paris verdankte.

Russell, William Howard (1820–1907)
Britischer Kriegsberichterstatter, der im Krimkrieg viele Missstände des Heeressanitätswesens an die Öffentlichkeit brachte und so auch den Boden für Florence' Beliebtheit in der Bevölkerung bereitete.

Shore, Mary (1798–1889)
Zu Mary, ihrer »Tante Mai«, hatte Florence zeitlebens eine sehr enge Beziehung. Sie bezeichnete sie u. a. als ihre »Seelenverwandte«.

Shore, William (1755–1822)
Florence' Großvater väterlicherseits.

Shore, William Edward (1794–1874)
Florence Nightingales Vater, ein wohlhabender, gebildeter Privatier. Aufgrund einer testamentarischen Bestimmung ändert er seinen Nachnamen von Shore in Nightingale. Die Länge des Namens führt zu der Abkürzung »W.E.N«.

Sigma → Bracebridge, Selina

Simonde de Sismondi, Jean-Charles-Léonard (1773–1842)
Schweizer Ökonom und Historiker, den die junge Florence in Italien kennenlernte und der sie mit seiner Menschenfreundlichkeit und seinem Einsatz für Arbeiter beeindruckte.

Smith (geb. Coape), Frances (1759–1840)
Florence' Großmutter mütterlicherseits.

Smith Nightingale, Frances (»Fanny«) (1789–1880)
Florence Nightingales Mutter.

Smith, William (1756–1835)
Florence' Großvater mütterlicherseits.

Stanley, Mary (1813–1879)
Leiterin einer zweiten Gruppe englischer Pflegerinnen in Skutari, die sich mit Florence schwertat – und umgekehrt. Zurück in England, wirkte sie am Versuch einer Rufmordkampagne gegen Florence mit.

Tante Mai → Shore, Mary

Temple Palmerston, Lord Henry John (1784–1865)
Britischer Staatsmann und Premierminister, Gast der Familie Nightingale.

Verney, Sir Harry (1801–1894)
Englischer Soldat und liberaler Politiker, Ehemann von Parthenope Nightingale, Florence' Schwager.

Victoria (1819–1901)
Königin von Großbritannien und Irland, Unterstützerin von Florence Nightingales Werk.

W.E.N → Shore, William Edward

Verwendete Quellen und Literatur

Alle Auszüge aus dem »Curriculum Vitae« sind der von Anna Sticker edierten Ausgabe entnommen, die von Irmela Erckenbrecht ins Deutsche übersetzt wurde.

- Blackwell, Elizabeth: Pioneer Work in Opening the Medical Profession to Women. Autobiographical Sketches, Longmans, Green & Co., London 1895, Zitat S. 185.
- Bostridge, Mark: Florence Nightingale. The Woman and Her Legend, Viking, London 2008.
- Büttner, Annett: Florence Nightingale als Reformerin des britischen Militärsanitätswesens, in: Die konfessionelle Kriegskrankenpflege im 19. Jahrhundert (= MedGG, BH 47), Stuttgart 2013, S. 64–68.
- Davey, Cyril: Der Engel mit der Lampe – das Leben der Florence Nightingale (Reihe Helden des Glaubens, Bd. 7), Christliche Verlagsanstalt Konstanz 1961.
- Erinnerungen an Agnes Elisabeth Jones von ihrer Schwester. Aus dem Englischen von der Verfasserin der »Erinnerungen an Gräfin Mathilde von der Recke-Volmerstein«. Mit einem Vorwort von Marie de Hanbury, geb. Gräfin von der Recke-Volmerstein, Dülfer, Breslau 1875.
- Färber, Werner: Wer war Florence Nightingale?, Verlagshaus Jacoby & Stuart, Berlin 2009.
- Fleischhack, Marianne: Elizabeth Fry – Botschafterin der Barmherzigkeit, Evangelische Verlagsanstalt, Berlin 1980.
- Friedrich, Norbert (Hg.): Pflegemuseum Kaiserswerth: Katalog zur Dauerausstellung, Klartext Verlag, Essen 2013.
- Friedrich, Norbert: Der Kaiserswerther – Wie Theodor Fliedner Frauen einen Beruf gab, Wichern Verlag, Berlin 2010.
- Friz, Immanuel: Florence Nightingale – Heldin des Dienstes, Quell Verlag, Stuttgart 1912.
- Genschorek, Wolfgang: Schwester Florence Nightingale. Triumph der Menschlichkeit, Verlag Hirzel/Teubner, Leipzig 1990.
- Goldie, Sue M.: I Have Done My Duty: Florence Nightingale in the Crimean War 1854–56 (The Selected Letters of Florence Nightingale), Manchester University Press 1988.

- Hähner-Rombach, Sylvelyn (Hg.) unter Mitarbeit von Christoph Schweikardt: Quellen zur Geschichte der Krankenpflege mit Einführungen und Kommentaren, Mabuse Verlag, Frankfurt am Main 2008.
- Harrod-Eagles, Cynthia: Viktoria – Mein Leben (aus dem Englischen von Gerlinde Schermer-Rauwolf, Karin Dufner, Robert Weiß), Schneekluth Verlag, München 1996.
- Howe, Julia Ward: Reminiscences: 1819–1899, Houghton & Mifflin, Boston 1900, Zitat vgl. S. 137–138; Neuausgabe Palala Press 2016.
- Jackson, Dave und Neta: Die Schlacht des Trommlers – Florence Nightingale, Christliche Literatur-Verbreitung, Bielefeld 2000.
- Kaiserswerther Diakonie (Hg.): Florence Nightingale. Kaiserswerth und die britische Legende, Düsseldorf 2001.
- Kaiserswerther Verband deutscher Diakonissen-Mutterhäuser (Hg.): Du stellst meine Füße auf weiten Raum – 100 Jahre Kaiserswerther Verband deutscher Diakonissen-Mutterhäuser, Verlag für Berlin-Brandenburg, Berlin 2016.
- Kolling, Hubert (Hg.): Biographisches Lexikon zur Pflegegeschichte. Who was who in Nursing History (Bd. 7), hps media, Nidda 2015.
- Kruczek, Dietmar: Elizabeth Fry / Elsa Brändström: Frauen der Geschichte, Band 1, docupoint Verlag, Magdeburg 2005.
- Kruczek, Dietmar: Theodor Fliedner – mein Leben für das Leben, Aussaat Taschenbuch, Neukirchen-Vluyn 1999.
- Kruczek, Dietmar: Zwischen Liebe und Reformen. Das Leben der Florence Nightingale, Aussaat Verlag, Neukirchen-Vluyn 2001.
- Lesser, Margaret: Clarkey – a Portrait in Letters of Mary Clarke Mohl 1793–1883, Oxford University Press 1984.
- McDonald, Lynn (Hg.): »The Collected Works of Florence Nightingale«, 15 Bände, Wilfrid Laurier University Press, Waterloo, Ontario (Kanada) 2001–2011.
- Nightingale, Florence: Army Sanitary Administration and its Reform under the Late Lord Herbert, London 1862.
- Nightingale, Florence: Bemerkungen zur Krankenpflege, neu übersetzt und kommentiert von Christoph Schweikardt und Susanne Schulze-Jaschok, 2. Aufl., Mabuse Verlag, Frankfurt am Main 2011.
- Nightingale, Florence: Cassandra. An Essay, Verlag The Feminist Press at CUNY, Neuausgabe des Werks von 1852, New York NY 1993.

- Nightingale, Florence: Curriculum Vitae, hg. von Anna Sticker, deutsch von Irmela Erckenbrecht, Düsseldorf-Kaiserswerth 1965.
- Nightingale, Florence: Letters from Egypt. A Journey on the Nile, 1849–1850, Verlag Barrie & Jenkins, London 1987.
- Nightingale, Florence: The Institution of Kaiserswerth on the Rhine, London 1851.
- Nightingale, Florence: Una and the Lion, in: McDonald, Lynn (Hg.): »The Collected Works of Florence Nightingale«, Band 6 (2004), S. 290–301, Zitat S. 291.
- Nutting, M. Adelaide / Dock, Lavinia L.: Geschichte der Krankenpflege, Band II, Die Entwicklung der Krankenpflege-Systeme von Urzeiten bis zur Gründung der ersten englischen und amerikanischen Pflegerinnenschulen, übersetzt von Agnes Karll, Dietrich Reimer (Ernst Vohsen), Berlin 1911.
- Orvieto, Laura: Florence Nightingale, Verlag Oprecht, Zürich / New York 1943.
- Seidler, Eduard / Leven, Karl-Heinz: Geschichte der Medizin und der Krankenpflege, 7. überarbeitete und erweiterte Ausgabe, Kohlhammer Verlag, Stuttgart 2003.
- Troeger, Brigitte: Florence Nightingale. Der Engel der Verlassenen, Brunnen Verlag, Gießen 2017.
- Vasold, Manfred: Florence Nightingale. Eine Frau im Kampf für die Menschlichkeit, Verlag Friedrich Pustet, Regensburg 2003.
- Vensky, Hellmuth: Das Vermächtnis der Florence Nightingale. In: Die Zeit vom 16. August 2010 (online unter: www.zeit.de/wissen/geschichte/2010-08/nightingale-krankenpflege [10.10.2014]).
- Vossen, Carl: Florence Nightingale – Geliebtes Kaiserswerth, Druckerei und Verlag Hub. Hoch, Düsseldorf 1986.
- Wellman, Sam: Florence Nightingale – Er heilt alle ihre Wunden, übersetzt von Lotte Bormuth, Francke Verlag, Marburg an der Lahn 2002.
- Wolff, Horst-Peter / Wolff, Jutta: Geschichte der Krankenpflege, Recom Verlag, Basel 1994.
- Woodham-Smith, Cecil: Florence Nightingale, deutsch von Irmgard Wild, Kösel Verlag, München 1952.

Bildnachweis

Abb. 1: Wikimedia Commons / Wellcome Library ICV No 6948
Abb. 2: Wikimedia Commons
Abb. 3: Wikimedia Commons
Abb. 4: Wikimedia Commons
Abb. 5: Wikimedia Commons
Abb. 6: Wikimedia Commons
Abb. 7: Wikimedia Commons
Abb. 8: Wikimedia Commons
Abb. 9: Wikimedia Commons
Abb. 10: Wikimedia Commons
Abb. 11: Wikimedia Commons
Abb. 12: Wikimedia Commons
Abb. 13: Wikimedia Commons
Abb. 14: Fliedner Kulturstiftung, Kaiserswerth
Abb. 15: Wikimedia Commons
Abb. 16: Fliedner Kulturstiftung, Kaiserswerth
Abb. 17: Wikimedia Commons
Abb. 18: Wikimedia Commons
Abb. 19: Wikimedia Commons
Abb. 20: Wikimedia Commons
Abb. 21: Wikimedia Commons
Abb. 22: Nicolette Bohn

Danksagung

Mein Dank gilt ganz besonders der Historikerin Dr. Annett Büttner von der Fliedner Kulturstiftung Kaiserswerth für das große Engagement und die überaus kompetente und hilfreiche Unterstützung. Ohne ihr fundiertes Fachwissen hätte ich dieses Buch zum 200. Geburtstag von Florence Nightingale nicht schreiben können. Es war eine interessante Zeit und eine sehr schöne Zusammenarbeit.

Der Fliedner Kulturstiftung möchte ich herzlich für die Literatur danken, die ich in der umfangreichen Fachbibliothek zu diesem Thema ausleihen durfte.

Ich danke meiner Autorengruppe Sabine Kruber, Dr. Christian Fleischhauer und Utz R. Kaufmann für die große Unterstützung und das unermüdliche Lesen und Verbessern des Manuskriptes in all den Jahren des Schaffensprozesses. Ihr seid einfach klasse!

Die Lektorinnen aus dem Patmos Verlag, Annina Bauder und Claudia Lueg, haben mir Mut gemacht, das Projekt zu beginnen und weiterzuschreiben. Herzlichen Dank für den Platz, den es im Verlagsprogramm erhalten hat! Besonderen Dank an Burkhard Menke, den Lektor des Buches. Und all den vielen lieben Menschen, die mich in dieser arbeitsreichen Zeit unterstützt und mich ermutigt haben, sage ich von ganzem Herzen: Danke schön! Ohne euch würde es dieses Buch nicht geben.

Nicolette Bohn